U0882828

吉娜·福特育儿经典

宝宝开始走路了

——1~3岁育儿秘诀

（英）吉娜·福特著　　李韬　苑忠义 译

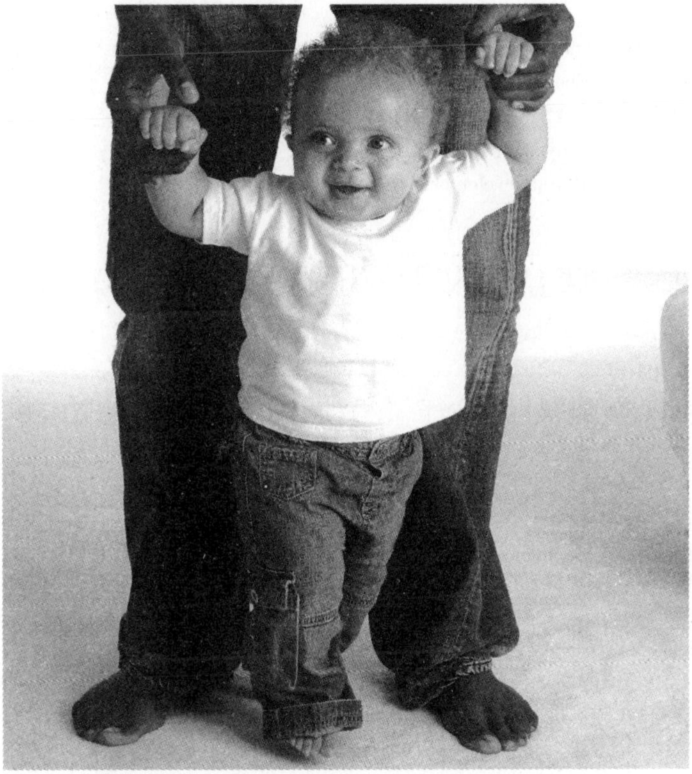

中国纺织出版社

图书在版编目（CIP）数据

宝宝开始走路了 /（英）福特（Ford,G.）著；李韬
，苑忠义译． — 北京：中国纺织出版社，2013.1
（吉娜·福特育儿经典）
书名原文：The Contented Toddler Years
ISBN 978-7-5064-8990-4

Ⅰ.①宝… Ⅱ.①福… ②李… ③苑… Ⅲ.①婴幼儿
—哺育—基本知识 Ⅳ.①TS976.31

中国版本图书馆CIP数据核字（2012）第268276号

THE CONTENTED TODDLER YEARS
AUTHOR：GINA FORD
Copyright：2006 by Gina Ford
This edition arranged with Ebury Publishing
through BIG APPLE AGENCY，INC. ，LABUAN，MALAYSIA.
Simplified Chinese edition copyright：
2013 Beijing Chutianyue cultural development corporation(group)
ALL rights reserved.

著作权合同登记号 图字：01-2012-8514

策划编辑：樊雅莉　　责任编辑：马丽平　　特约编辑：陈娟　　责任印制：刘强
装帧设计：北京天元晟然文化发展有限公司

中国纺织出版社出版发行
地址：北京东直门南大街6号　邮政编码：100027
邮购电话：010−64168110　　传真：010−64168231
http: // www.c−textilep.com
E-mail: faxing@c−textilep.com
三河汇鑫印务有限公司印刷　各地新华书店经销
2013年1月第1版第1次印刷
开本：710×1000　1/16　　印张：13
字数：20万字　定价：29.80元

凡购本书，如有缺页、倒页、脱页，由本社图书营销中心调换

将本书献给我亲爱的母亲，

她是一位母亲，一位挚友；

在这里，

我谨以此书纪念她的睿智，

以及长久以来所给予我的，

最特别的关爱和鼓励；

她慈祥的微笑，闪烁的双眸，

总能将阴雨连绵变成艳阳高照。

Thanks to

鸣谢

本书的写作过程很大程度上依赖于家长长期以来的反馈。我和数百位家长保持着经常性的联系，从他们反馈回来的信息中，分享他们的育儿心得。对我而言，从我第一次上门帮助他们护理宝宝，到现在已经有很多年了。他们还一直让我参与到他们的家庭生活中，这对我来说是一种莫大的荣耀。

在这里，我想感谢这些家长。尤其要感谢以下家长，他们长久以来对我的鼓励以及建议,对我工作的秉力支持,是我弥足珍贵的财富。他们是:凯和西蒙·布鲁尔夫妇、威尔第和迈克尔·钱博夫妇、珍妮特和凯斯·霍奇森夫妇、杰基和安德鲁·玛尔夫妇、萨布里娜和丹尼·马斯里夫妇、阿美拉和尼尔·门多萨夫妇、朱丽叶和阿里斯塔尔·斯科特夫妇、海伦和大卫·希尔伯恩夫妇、以及凯瑟琳和鲁伯特·沃恩·威廉姆斯夫妇。

我也想对下面这些人道一声特别的感谢，感谢我的阿姨吉恩和我的叔叔丹，还有我堂姐妹安·克拉夫和希拉·艾斯克代尔；谢谢你们的爱，谢谢你们长久以来的鼓励和支持，谢谢你们帮着照料我亲爱的莫丽。我也想谢谢简·瑞威尔和卡拉·弗洛登·弗林特，感谢他们和我之间非同寻常的友情，以及他们对我的热情支持。

在这里，我还想向我的经纪人艾玛·托德表达我的谢意。一直以来，她都对我的写作给予支持与鼓励。

同样，对兰登书屋的每一个成员，我都要说一声谢谢，特别是我的出版人菲欧娜·麦金泰尔和编辑伊莫金·福特斯。同时，谢谢你，贝基·贝格奈尔，感谢你把我的稿子改写成了通俗易懂、可读性强的文字。

我的私人编辑，道恩·弗扎德以及吉尔·麦考利，他们对于我的书以及网站给予了很大的帮助；而且，他们的秉力支持、殷切勉励和真挚友谊，对我而言都是一种持久的激励。

弗朗西斯·霍华德·布朗于2005年加入Contentedbaby.com 团队，我也要向她表达最真挚的谢意。每个月，来自读者和网站注册会员的数以百计的问题和邮件，她都要一一处理。

我这里想要特别地提到Embado.com的洛里·詹金斯，他负责了我的网站Contentedbaby.com的建立。他以纯熟的技术水准，为世界各地安心宝宝（Contentedbaby）的父母打造了一个非常棒的在线社区。

最后,我想对所有安心宝宝(Contentedbaby)的父母道一声感谢。一直以来，他们不断地向我反馈他们宝宝的成长情况，这使得我的信息能得以更新。也正是这些反馈，让这本书的写作成为了可能。

Introduction
前言

通常，我非常好奇，父母一般会怎样筹划他们小宝贝的未来呢？虽然每一对父母对宝宝的希望和期许是不同的，但是大多数父母都会有一个愿望，那就是希望他们的宝贝长大后能够健康、快乐而且自信。在成长过程中，宝宝每拥有一项技能和特质，父母都会做出很多不同的设想。比如，希望宝宝能和其他同龄人愉快地玩耍，能拥有面对新挑战的勇气，能够懂礼貌并且有气度。对小宝宝而言，这是一份写满了各种期待的单子，也是父母的梦想所在，在某种程度上，这也是父母期待宝宝能够做到的。

曾经听到一位家长这样说，“我不会太在意，即使宝宝被宠坏，或者他成长为一个自私，又没礼貌的宝宝。”当然，即使再好的家教和再优秀的行为规范，宝宝也难免会做错事。他会不开心，会发脾气，这都是正常现象，是应该可以预见到的。我们也会遇到这样的情况，在一大群宝宝当中，或者在一个大操场上，总会有几个行为另类的宝宝，非常难于与人相处。

这些宝宝并不是一生下来就是那样的，那么问题出在哪里呢？对于这一点，家长首先难辞其咎。老一辈可能会说，今天的宝宝都被惯坏了，应该从第一天就严加管教。然而，如果我们从心理学视角出发，并且考虑到宝宝成长过程中涉及的因素，我们就会发现，家长制的做法通常会造成宝宝童年时期没有安全感，也会造成他长大以后缺乏幸福感。

我不敢说，我拥有了所有对于如何把宝宝变成自信小孩的答案，但是，我能够说的是，在多年的工作和生活中，我曾与世界各地的家庭接触。这样的经历让我受益匪浅，我了解到什么方法是有效的，什么方法是无用的。我也曾观察过数以百计的婴幼儿，观察过他们好的行为，也留意过他们不如人意的行为。同时，我也对父母培养宝宝修养的各种方式进行了思考。

一些家长会采取自己父母那种严厉并且独裁的方法，另一部分家长则采取较为开明的方式。他们会花时间和宝宝谈话，给宝宝讲道理，给宝宝解释。如果不考虑教育方法，一面会让家长头疼不已，另一面又会让宝宝抱有负罪感、沮丧感和绝望感。

写这本书的初衷，是想让家长能够更深刻地理解宝宝的需求、宝宝的愿望以及宝宝的行为。同时也是为了拓展家长在这一方面的知识面。

运用书中所蕴含的智慧，家长可以预见宝宝在不同成长阶段不同的性格特征，从而可以冷静而自信地处理一些难题。《宝宝开始走路了》为宝宝和家长同时展现了一条陡峭的学习曲线（译者注：意为学习起来很艰难）。同时，对挑战的深入洞悉，以及这一特定阶段的喜悦，也会丰富你的阅历。但是，这个过程并非像火箭科学那样复杂。我相信，安全和幸福的家庭，健康的饮食，好的作息规范，加之鼓励和关爱，这些东西的简单结合就会让宝宝成长成为一个自信小孩。

Contents 目录

第1章 第二年（12~24个月）……1
管教你的宝宝……2
第二年所要学到的技能……4
睡眠问题……24
早醒的宝宝……30
睡前战斗……31

第2章 第三年（24~36个月）……35
自尊与自信……36
应对一般的恐惧心理……38
教会宝宝时间观念……40
学前教育……40
宝宝的行为……42
你问我答……45
关于惩罚……46
关于打宝宝……47
社交技能……56
取消午睡时间，采用安静时间……61
将宝宝换到大床……61
睡前战斗……63
过早醒来……65
害怕黑暗……67
关于噩梦……68
夜惊……72
如厕训练……74

第3章 游戏的力量……87
在游戏中学习……88
游戏的类型……89
设定节奏……94

Contents 目录

第4章 母亲护理与他人护理 ……97

保姆……98

儿童托管员……100

日间托儿所……102

第5章 宝宝的日常作息（12~36个月） ……105

1岁之后给宝宝确定一个作息规律 ……106

适应新的作息规律……109

12~18个月大宝宝的作息时间安排……110

18~24个月宝宝的作息时间安排……119

24~30个月宝宝的作息时间安排……129

30~36个月时间宝宝的作息规律……137

第6章 新宝宝 ……147

体力和情感问题……148

经济问题……148

帮助你的新宝宝……151

日常作息习惯……153

让你的日常作息适应新宝宝的出生……154

第7章 各种习惯——好习惯、坏习惯和不良习惯 ……173

第8章 安全玩耍 ……187

家中设施的安全化处理……188

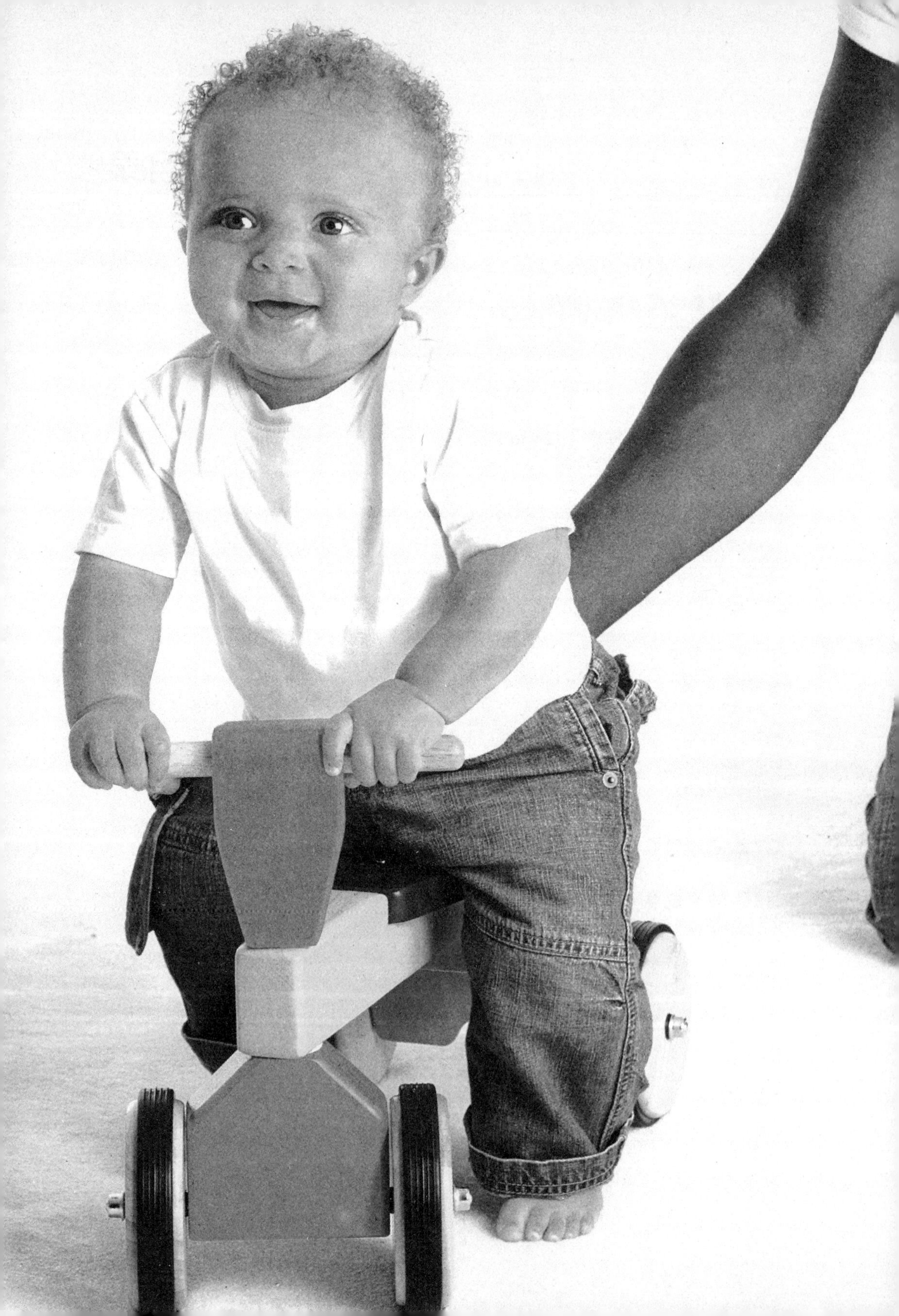

THE SECOND YEAR (12~24 MONTHS)

第1章
第二年（12~24个月）

宝宝在1岁~3岁之间学到的东西，比其一生中其他任何时间学的东西都要多,但是,这个学习过程往往会在挫折的眼泪中结束。这个时期，宝宝同时学习很多不同的东西，并且还无法被人理解，这让他感到疲惫至极。也是在这一时期，往往有第二个宝宝出生。这让第一个宝宝担心自己被遗弃，同时也会让他产生嫉妒心理，这些诸如此类的情绪都是他所需要应对的。

下面列出的只是一些主要的技能和挑战，这些都是宝宝在他第二年里需要学会和应对的。

- 学着在身体上更加独立——独立行走，独立爬行
- 学会表达自己的需要——学着说话
- 学会吃什么以及怎样吃的问题——学着做出选择
- 学会脱衣服并最终会自己穿衣服
- 学着和其他宝宝打成一片—— 一起玩耍和分享东西

管教你的宝宝

在宝宝身心以及情绪发育的重要阶段，为其打造一个安全、快乐、宽松的环境，有助于增强他的自信。然而，总会有一些时候，他会面临一些难于应付的挑战。因此，有一点就非常关键了，那就是，在宝宝由于沮丧而表现出异常行为时，家长处理起来要把握明确的底线。

举一个例子，作为成年人，如果我们想要学开车，就会把自己托付给一位驾驶教练。一个好老师，会制定规则，并且设定一些限制，给我们描绘出合理的行动步骤,以便我们可以成功学会驾驶。在我们学习驾驶所需的身心技能时，他们会表现出极大的耐心和宽容。我们犯错时，他们不会嘲笑或者惩罚我们，然而，在我们要犯严重错误时，他们会立刻控制住车子。

宝宝学习大量新技能的时候，父母也要表现出相同的耐心和宽容，这一点非常重要。而且，若有必要，在事情将失去控制时，父母也要随时准备出手相助。在这个发育阶段，基本是用不上惩罚措施的。

如果想要让宝宝成长为自信快乐的人，就应该尽量少让他们接触挫折感。作为大人，同时也扮演着老师的角色，我们背负着一种责任。我们应给宝宝提供一个合理的行动步骤，以及一套清晰的规则和底线。用这些来帮助宝宝去应对挑战，而不是拿这些东西去挑战宝宝。一个合理的成长环境，加之你们的鼓励和协助，会使宝宝更加容易在小时候掌握这些技能。

Q我的女儿现在18个月大，第一年，她是一个非常让人省心的宝宝。每天，她自己会用1小时或者更长时间爬来爬去，开心地玩着玩具，这样我可以做完所有家务。可是，在过去的几个月里，她忽然变得越来越难带，现在早上我几乎做不了任何家务。每次遇到困难，遇到一点点挑战，她就会非常沮丧，会眼泪汪汪地和我说："妈妈，你来！"开始时，我总是给她做示范，因为不想看到她可怜巴巴的样子。可现在我陷入一种境地，那就是一分钟都不能离开她。即便在玩拼图和积木这种简单玩具时，她也会很快烦躁并开始叫我。丈夫说我对宝宝太温和了，总是去满足她每一个要求。他说宝宝只是想引起大人的注意力罢了，她必须自己学着解决问题。但是当我真正丢下她去做事情的时候，宝宝还是会变得更加烦躁，并且大发雷霆。总之，最后的结果依然是由我亲手代劳了。

晚上我有越来越多的家务事要做，我和丈夫几乎没有什么时间共处。既要让女儿和丈夫都开心，同时又要应对家务，我感到越来越压抑，可是又没能做好任何一件事。更糟糕的是，我发现我又怀孕了。周围没有可以帮上忙的亲戚，现在我所能做的只是疲于应付。

A 宝宝年满1岁，开始学习走路的时候，他们其中大多数就会变得很难缠，总是要求你给予更多关注。虽然他们在生理、心理以及情感等方面正努力地迈向独立，但是在这一阶段，他们仍需要很多安慰和关切。我也同意你丈夫的观点，让宝宝学着做事，但是，指望她在没有任何帮助的前提下做到这一点是不公平的。你的女儿正在经历一个充满挫折的发育阶段。在这样一个阶段，你们要以一种支持的姿态出现。当她设法完成一件新任务或者学习一项新技能的时候，你的引导是很重要的，但是同时你也不要直接替她把事情做完。

举个例子，当她努力地寻找一块合适拼图或者一块正确积木的时候，你可以把她的选项减少到两块，让她选择起来更容易一些，但是千万不要直接帮她选出来。在她做所有的游戏，完成所有的任务，以及学习所有的技能的过程中，这一条原则都是适用的。如果她能正确地做好某件事，你要极力赞扬她，拥抱她。她做错了的时候，你可以展示给她看哪一片（拼图或者积木）才是正确的，但还是要让她自己去完成。

这一阶段，可以改变一下早上的作息规律，这不失为一个好主意。这个年龄的宝宝常常一醒来就很想到处走动。早上没做家务之前，你可以带着宝宝去公园散一会步，也许这样的效果能更好一些。

同时，你也可以这样做，让宝宝一起来帮你做家务。这个年龄的宝宝，大多数都喜欢帮着大人做事情，在这个过程当中，他们可以学到很多关于颜色和数字的知识。她可以帮你把脏衣服装进洗衣机，或者在你擦两把椅子的时候，她帮着你擦另外两把。在她帮你的时候，你可以教宝宝数已经擦完的椅子的数目，已经擦完的橱柜把手的数目。这样的做法确确实实需要很多耐心。但是，这样可以让你在一天下来感到轻松很多，你会觉得这要比一边做家务一边照看一个尖叫的小孩轻松很多。

远离亲戚，常会给家有小孩的父母带来麻烦。建议你和你丈夫商量一下，每周的一两个上午安排别人来照看一下你们的女儿。这样可以让你有时间做完大量的家务，也让你在一周当中其他日子有更多时间照顾女儿。也可以考虑雇一个人来照看宝宝,别因为找别人来照看宝宝就感到内疚。如果亲戚住得近的话，这种事情自然而然就会发生，即便你都没有想过要让别人来帮着照顾宝宝，也会有人前来帮忙的。这也可以减少宝宝对你的依赖，并且让你在面对第二个宝宝出生时能轻松很多。如果雇不到合适的人来照看宝宝，可以和其他妈妈组织起来，定期约定游戏日。这样的话，某一天你可以帮她照看一下午宝宝，而下个星期她也可以帮你照看一个下午宝宝。最后，一定要和你丈夫坐下来好好商量一下，约定一些基本的原则。也就是说，要规定出在女儿面临困境的时候，你们如何一起协助她解决问题。有一点至关重要，那就是在协助女儿的方式上，你们二人要是团结一致，并且要始终如一。

第二年所要学到的技能

走路

虽然大多数宝宝在满1周岁之后便很快开始走路了，但是在那之后，宝宝还需要再花几个月时间来练习身体的平衡能力和协调能力，从而最终达到可以稳定行走的程度。在这之前，他们还不能恰当地驾驭自己的身体。这个阶段，宝宝会摔很多跟头，也会撞上很多东西，会有挫折感，也会大发脾气。

下面列出了一些建议和指导原则，在宝宝学走路的早期阶段，这些建议和指导原则可以帮助你更轻松地应对各种局面：

- 宝宝会发现光脚学走路要容易得多，因为那样可以分开脚趾，更牢地踩住地面。这种方式对于足部发育和肌肉运动也是更有好处的。很冷的天气里，宝宝在室内走动时，最好给他穿上带有防滑袜底的袜子。之所以暂不给他穿鞋，是因为即使最柔软的鞋子也会限制他的足部发育。

- 初学走路时，宝宝蹒跚的步伐经常被称作“乱走”，一开始时他们靠边走，用两手支撑自己站起来，扶着家具维持着身体平衡，到处走动。家长可以把一些结实牢固的家具摆得近一些，用以鼓励宝宝“乱走”。

- 随着平衡能力的增强，宝宝开始只用一只手扶着家具，以保持平衡。最后，他会满怀信心地不扶着任何东西，走完两个家具之间的距离。

- 随着自信心的增长，宝宝对于以家具来保持平衡的依赖性越来越小，他开始走得离家具越来越远。最终，不用扶着东西，他们就能够一次走到离家具三四步远的地方。

- 一旦他开始能向前走出几步的时候，推拉玩具就可以用来帮助他学会保持平衡。起初，他不懂得控制速度，这时家长就需要在一旁指导他。不然的话，当玩具离他较远的时候，可能会摔倒。

- 避免使用圆形的婴儿学步车，因为有报道，多起意外事故都是由这种东西引起的。此外，还有研究发现，这种学步车会阻碍宝宝的身心发育。

- 一旦宝宝正常走路的时间达到6周左右，你就可以给宝宝选购鞋子了。为了给宝宝选一双大小合适的鞋子，进行一些投资是很重要的，因为不合脚的鞋子会给宝宝造成永久的伤害。

说话

宝宝越早通过说话来表达需要，父母就越容易掌控他沮丧和愤怒的情绪。宝宝是通过倾听来学说话的，所以，一定要抽出大量时间和宝宝谈话。同样，给宝宝机会，也让他对你的话做出回应。交流是一个双向互动的过程，这对于宝宝而言应该是很有趣的。虽然你未必能听懂他说的大部分内容，但是如果你表现得很有兴趣的话，就能鼓励他说得更多一些。15个月大的时候，大多数宝宝能掌握6~8个单词，但到了18个月大时，很多宝宝就能掌握20~40个单词。

两岁的时候，大多数宝宝就能够把两个词串在一起使用了，比如“还要果汁”或者“妈妈走”等。30个月大的时候，大多数宝宝的词汇量就能够达到200个左右。每个宝宝学说话的情况是大不相同的，如果你对宝宝学说话的进展情况存在担心或者疑虑的话，那么你可以咨询儿科医生。

下面的指导原则可以鼓励你的宝宝，让他成为一个自信的谈话者：

- 给宝宝读书是增加宝宝词汇量的一种很棒的方法。读故事的时候，可以把其中的一些内容拿出来给宝宝讲解。每天至少拿出两段时间来给宝宝阅读一些书籍，读书时要保持一个安静的环境，尽可能避免去做一些容易分散注意力的事情，比如把电视或者收音机开着，或者跑去接电话等。

- 和宝宝说话的时候，一定要说得慢一些，咬字要口齿清晰。发音的时候，要让宝宝看见你嘴部的动作。在第二年里，和宝宝说话最好使用简单的短句。一旦宝宝能把三四个词连在一起使用时，你就可以用一些较长的句子了。

- 宝宝发音错误时，不要立即纠正他，那样只会挫伤宝宝的积极性。更好的做法是，用正确的发音再说一遍那个词。举个例子，当他把“big cat”说成“bit tat”的时候，你最好这样回应他：“是的，那是一只big black cat”。不要去强迫他再重复一遍cat的正确读法。

- 所有宝宝都喜欢模仿大人，所以唱儿歌是训练宝宝口语技能的一个好方法。一边唱一边做着大量的动作和夸张的表情，同时要经常重复着一些词语。

- 和宝宝一起做某事的时候，要和他展开讨论，并且要重读句子中的关键词。要避免使用像“你的”或者“它”之类的代词。比如，不要这样说：“我们来把你的鞋子穿上吧！”或者“它到哪里去了？”我建议你可以这样表达：“我们来把詹姆斯的鞋子穿上吧！”或者“詹姆斯的蓝色球球到哪里去了？”

• 还有一种很有用的方法是，注意到宝宝开始使用一些新词语时，你可以把这些新词语记在一个单子上，你以及家里其他人和宝宝谈话的时候，尽可能多地使用这些新词语。

• 最后，随着宝宝词汇量的增大，要有一种心理准备，那就是你需要一遍又一遍地回答相同的问题。这其实也是宝宝学习说话的全部内容，你在回答问题时越有耐心，他就会越渴望与你交流。

Q 我儿子现在20个月大，想做一件事就要立刻做到，否则，就会非常生气和不开心。如果我说，奶奶今天下午要过来，或者说，我们晚些时候去公园；他会不停地牢骚抱怨，直到把那件事做了才肯罢休。我发现，他的牢骚抱怨以及毫无耐性的行为正在让我失去耐心，以至于有时我会对他大吼大叫。

A 一开始时，宝宝是没有时间概念的，直到将近3岁，才会有所改观。因此，要避免使用类似“晚些时候”这种表达方式，也不要去谈论明天或者更远的将来才会发生的事情。更好的做法是，在时间上不要隔得太远带宝宝去做计划的事情。想要做到这一点，可以把要做的事情安排在他每天的作息流程之中。举几个例子来说明这一点，你可以告诉他，在他吃过早餐，或者吃完饼干、喝完果汁之后，就带他去公园；或者，在他吃过午餐后，奶奶要过来；再或者，在他用过晚间茶点之后，爸爸就会回来。尽管这样他还是可能会不耐烦，或者还是会不断地问那件事何时才会发生，但是这样来解释，能帮助他对于事情何时发生有一个更好的理解。

穿衣

14个月大的时候，大多数宝宝已经知道如何脱掉帽子和袜子了。这个时候是引入活动玩具的较好时机，这种玩具能够开发宝宝的操作能力，而形状分类玩具以及带有拉链、拴扣、纽扣的娃娃等玩具也可以帮助宝宝开发这种技能。

在宝宝开始学习这项技能的时候，要多给他一些时间。宝宝需要很多鼓励，如果你表现出焦急或者不耐烦的话，他很快就会感受到你的情绪。

下面这些指导原则将帮助宝宝学会自己穿脱衣服：

- 18~24个月大时，绝大多数宝宝已经能够自己脱掉大部分衣服；而在满30个月的时候，大部分宝宝就能完全自己穿脱衣服了，只是在处理纽扣、按扣、背带的时候还是需要父母的协助。

- 如果能够循序渐进地教宝宝穿脱衣服的话，他就不太可能产生挫折感或者烦躁感。一旦他能够脱下自己的袜子和长裤，你就可以接着指导他将袜子、长裤和短裤等一起脱掉。在教他穿衣服的时候，也要遵循同样的方法。

- 为了培养他的独立性，可以让他自己选择要穿的衣服，但同时要对选择范围做一定的限制，以使局面不至于失控。

Q我女儿22个月大，过去每天早上，我给她穿衣服的时候，她都非常乖，甚至都能自己穿一点衣服。爷爷奶奶很宠爱她，最近，她和爷爷奶奶一起待了几天。现在她完全变了，每天早上不愿意穿衣服，而是到处乱跑，想要玩捉迷藏，或者要摆弄玩具，再不就是要看动画片。

每周她要去托管员那里3次，而且必须在早上8:30开车送到，那样9点钟才能开始我的工作。我总是尽量保持耐心地来说服她，让她乖一些，但是因为时间实在太紧了，所以经常会对她大吼大叫，最后只能强行把衣服给她套上。这样一来，离开家门的时候，常常是我们母女俩都一肚子不开心，还都弄得眼泪汪汪。

A很明显，你的公公婆婆早上有的是时间来伺候宝宝，这就使得给宝宝穿衣服变成了一种失去控制的游戏。利用做游戏来给宝宝穿衣服常常是奏效的，但是这种方法也会导致适得其反的效果，那就是让宝宝变得更执拗。为了得到你更多的关注，她会利用游戏来操纵局面。

我曾经用下面的行动方案来应对很多宝宝的这种情况。如果在她开始使用小花招的时候，你能始终如一地坚持这个计划，那么用不了多少天这种局面就会得到改观。要实施这个计划,你首先要选择一个对于你而言没有压力的日子。在这一天你不需要先送宝宝入托然后自己再去上班。在前一天晚上，你可以让你女儿帮你选好第二天她要穿的衣服，并且把这些衣服放好。

第二天早上，吃完早饭后，不要让她直接回楼上，而是让她帮你做一些事情，比如弄一些面包屑来喂鸭子，或者让她往自己的背包里装一盒果汁和一包饼干。这样一来,你就有时间去做自己的事情。和她大谈特谈即将到来的行程，你们要去公园或者要去游乐场。告诉她那将会是多么有趣,许多人都会在那里，热闹得很。一旦发现她的兴趣已经被激发起来的时候，你就建议她最好快点穿上衣服，那样就能去公园了。如果她不愿意穿衣服的话，你就对她说“那好吧，我们今天不用去喂鸭子了，也不用去荡秋千了。”要绘声绘色地给她描述那些她将会错过的好玩的东西。一般来说，这一招就足以让她很快上楼穿好衣服。如果这样还是不起作用的话，那么就极力表扬她，告诉她你是多么地高兴，因为她很聪明，这么快就把一切准备好了。当你们到公园时，如果愿意的话，可以给她买一块小冰激凌或者一块糖果，以此来强化这种表扬的效果。让她知道拥有这样特殊的奖励当之无愧，因为她像个大姑娘一样那么快就准备好了。要让她把这种待遇看做是对她表现良好的奖励，这一点是非常重要的。如果她还没有同意去穿衣服，就把冰激凌奖励给她，更像是一种贿赂，这会更加放纵她，让她自作主张地决定做事情的方式和时间。如果上面的方法奏效的话，回到家里时，就在小红花表格上面增加一列，这一列是与穿衣服的表现相对应的。增加完这一列之后，在上面贴一朵小红花，这是为了表彰她当天穿衣服时候的良好表现，并且也是为了对她起到提醒的作用。

接下来的日子里，也应该大致遵循这样的模式，先安排去某处玩，以此激起她的兴趣，使她能很愉快地穿好衣服。如果她能很快地准备好所有东西，并且又没有发脾气的话，她就可以得到一朵小红花，外加一份奖励。一旦你确立了一种方式，让她不发脾气就可以穿好衣服，你就可以把奖励减少到隔一天一次。最后要达到这样一种局面，她必须得到几朵小红花才能拿到一份奖励。

如果第一天，你发现出去玩这种诱惑对她没有任何反应；或者这种策略在第二天或者第三天就失去作用的话要保持冷静，不要特别在意她对穿衣服的抗拒，这一点是非常重要的。如果她开始到处乱跑，就把她牢牢地抓住，动作一定要轻柔。就这样待上几分钟，以便你们俩能处于一种面对面的状态，然后，简单而坚定地告诉她“如果你不想穿衣服，那也可以，但是在你穿上衣服之前，我们哪儿也去不了。”在那之后，她如果再想吸引你的注意力，不要去理会她。你只需一遍一遍地告诉她“当你把衣服穿上的时候，才可以……”，即便1个小时之内要说上20遍，你也要这样做。不要表现出任何恼怒或者生气的样子，也绝对不要拿小东西去贿赂她。同时，要把影碟机和电视都关上，这样她的注意力就不会转向它们。此外，在她穿好衣服之前，也不要让她去摆弄玩具。在刚开始的两三天里，如果按照这种方法来做，每天都会花好几个小时。但是，如果你愿意为了女儿付出，坚持不懈地做这些不能再枯燥的事情，她很快就会明白，如果迅速穿好衣服，生活会更加有趣。

当她愿意马上穿衣服时，要极力赞扬她，特别是在亲戚和朋友面前，你更不要忘了夸奖她。你可以这样说：“萨莎今早真聪明，她穿衣服穿得特别快，妈妈和爸爸都为她感到自豪。”等等。

另一种方法也是很有效果的。每当吃完早饭，你不要直接说“我们现在穿衣服吧！”可以换一种说法，比如，“今天去公园找你的朋友玩一定会很不错，你觉得强尼会在那儿吗？”或者“我敢打赌，那些鸭子一定非常饿了，我们赶快去公园喂它们好不好？”

要给她提供很多建议，让她去想象穿上衣服之后可以去做的那些事情。这样可以促使她赶快穿衣服，然后就可以出去尽情玩耍了。她也会明白，如果满屋乱跑，不但不能出去玩，还根本没有人搭理。

进餐

如果2岁时宝宝还用奶瓶喝东西，还需要继续吃很多捣烂的食物和泥状食物的话，那么他自己学吃东西的过程会进行得很慢。宝宝自己学吃东西需要信心，而大拇指和食指的抓取能力对于建立这种信心是十分必要的。为了开发这种能力，你要多给宝宝吃些需要动用多个手指的食物以及切开的水果和蔬菜等，这一点很关键。奶瓶在第一年就应该扔掉了，除了母乳之外，其他所有喝的东西都应该盛在一个防溅出的水壶或者杯子中给宝宝喝。

下面的指导原则会帮助宝宝学会怎样自己进餐：

- 12~15个月大时，大多数宝宝都会尝试着使用汤匙。但这个时候，他们依然需要大人帮着用汤匙盛起食物，送到自己嘴巴里。

- 18个月大时，经过充分训练的宝宝就能自己用汤匙吃完大部分食物了。如果把食物盛在碗里，宝宝用汤匙吃起来会更加容易一些。

- 宝宝2岁时，应该已经拥有了足够的手眼协调能力，这使他能够用一把小叉子来进餐，并且在这个时候，他也应该可以在没有协助的前提下吃完所有食物。如果让宝宝和全家一起用餐，并且鼓励他模仿大人吃饭的动作，那么宝宝就能够更快地掌握餐具的用法。

进餐时间的战斗

第一年里，宝宝长得很快。在第一个生日到来的时候，大多数宝宝的体重会达到出生时的3倍。第二年里，宝宝的生长速度开始减慢，而且宝宝的食欲常常也会很明显地减弱。伊利莎白·莫尔斯在她的《我的宝宝不吃饭》一书中说道："如果一个宝宝总是按照第一年的生长速度长下去的话，那么他在10岁的时候，会长到29米高（96英尺），200吨重。"非常不幸的是，很多父母意识不到，宝宝食欲的减弱是一种正常现象。他们只会非常担心宝宝没有吃够，徒劳地拿着汤匙去喂宝宝，总希望宝宝能恢复第一年那样的食欲。然而，想让宝宝多吃一点，家长的做法通常得到了适得其反的效果，并且造成一种结果，就是很多护理专家所说的"进餐战斗"。在吃饭时间，家里很快就成为了一个战场，一面是宝宝的尖叫哭闹，一面是父母坚持着让宝宝再吃一点，哪怕只是一匙。如果想避免这些问题，或者宝宝已经在承受这种待遇的话，你应该清晰地理解一点,那就是宝宝健康均衡的饮食到底需要什么。理解了这一点,你就可以避免“进餐战斗”和宝宝出现挑食。理解了这一点,也有助于你给宝宝建立长期的健康饮食习惯。

18个月大的宝宝的标准菜单应大致如下：

◎早餐　7:30~8:00

1杯全脂有机牛奶

50克麦片和牛奶冲兑，里面再加上切碎的水果

1 小份有机酸奶

1 小片涂过黄油的烤面包片

◎上午点心时间　9:30~10:00

1 杯稀释的果汁或者1杯白水

1 小片水果

◎午餐　中午12:00

50克鸡肉或者鲑鱼肉

2 块西兰花

1个切碎的胡萝卜或者1个小玉米

1 汤匙的扁豆

1 杯稀释的果汁或者白水

◎下午点心时间

1 杯勾兑均匀的果汁或者白水

1 小片水果，米饼或者普通的曲奇

◎晚间茶点

意大利面，外加1汤匙蔬菜和酱

1 小份苹果切碎，拌酸奶或者奶酪

1小杯牛奶，稀释的果汁或者白水

◎睡前点心

1 杯全脂有机牛奶

重要提示：果汁应该稀释均匀，而且最好只在吃饭的时候给宝宝喝，这样可以减少宝宝牙齿的损害。尽量控制宝宝喝果汁的量，一天不要超过2杯。

对于给宝宝吃什么这一话题，如果你想了解更多细节，可以参照本书第5章，在里面查找与宝宝年龄对应那一组的相关段落。

关于拒食问题

进餐不要变成意志的较量，这一点十分关键。在这一阶段，如何处理宝宝进餐过程中所遇到的问题，将会影响宝宝一生对于食物的态度。以我的经验看来，那些曾经有过挑食行为的宝宝，和那些总需要哄骗、贿赂或者强迫才能吃下饭的宝宝，几乎都会出现长期的进餐问题。

如果担心宝宝没有吃饱的话，你可以记录一周的食物日志，这会是一种很好的方法。每天把他吃了什么，喝了什么，以及吃了几次都记录下来。因为宝宝每天食量的变化都很大，所以，以一周为单位来计算他摄入食物的总量就变得尤为重要了。大多数父母都会发现，在几天之内，宝宝摄入的食物总量，平均起来都可以满足其营养需求。然而，如果宝宝的食物日志显示他实际摄入的营养成分少于推荐量，你就需要和医生或者卫生随访员探讨一下了。

下面列出了造成宝宝拒食以及饮食不节的常见原因，同时也列出了一些指导原则，用以鼓励宝宝养成良好进餐习惯，并避免出现长期的进餐问题。

- 过量饮用牛奶是引起宝宝拒食的一个主要原因。宝宝每日所需的牛奶量是350~600毫升，这其中还包括从其他食物中摄入的牛奶量。奶瓶在宝宝满1岁时就应该扔掉了，在那以后，所有的牛奶都应该盛在广口水壶或者杯子里给宝宝喝。

• 饭前给宝宝喝果汁，或者吃东西之前1小时之内给宝宝喝果汁，都会减弱宝宝的食欲。在给宝宝喝果汁之前，要鼓励宝宝尽可能多吃饭，至少要把饭吃完一半再给他喝。如果可能的话，尽量让宝宝在两顿饭之间的间隔里喝果汁。如果给宝宝喝果汁，你就要先把果汁均匀稀释，并且要在饭前两个小时之前给他喝。

• 很多著名品牌的干酪含糖量都很高。有时候一盒100克的干酪含糖量就会高达14.5克，糖分通常是那盒干酪里含量第二高的成分。宝宝会对这些干酪上瘾，如果经常给他们吃的话，宝宝很快就会不想再吃其他食物。

• 尽量给宝宝提供多样性食物，每一种都给一小份，而不要只给他吃一两种食物，且每一种都让他吃很多。举一个例子，给他吃鱼的时候，加上少量的胡萝卜、西兰花、扁豆、土豆，要比只添加胡萝卜和土豆更可能刺激他的味蕾。可以让他自己来选择食物，这样你会知道他喜欢吃什么。要鼓励他每一种食物都吃一些。

• 最好在午餐的时候让宝宝摄入一天所需的大部分蛋白质，这样的话，就算宝宝那天晚上开始挑食，并且变得疲惫，你心里也会比较放松，也可以更淡定地看待他的晚间茶点（译者注：英国人生活中的茶一般是指正餐之外的点心时间，而不是仅仅喝茶）了，因为他中午已经吃得很好了，已经摄入了足够营养。在吃完高蛋白的食物之后，可以给他吃一些简便快捷的食物，比如意大利面，或者一个带馅的烤土豆，或者一份浓汤和三明治。

• 制定有规律的正餐和零食时间表，并且严格遵守这个时间表。如果30分钟后，宝宝还是对吃饭提不起任何兴趣的话，可以把饭菜收走。对于他缺乏食欲的表现，也不要过多指责。然后，在下一次正餐或者零食时间之前，不要让他吃任何东西，也不要给他喝任何东西。一般而言，理想的时间安排是，正餐和零食时间应该间隔2小时。

- 正餐前2个小时内，即使吃最少量的零食，也足以影响一些宝宝的食欲。所以给宝宝吃哪一种零食是至关重要的。那些需要较长时间消化的食物更有可能影响宝宝的食欲。

- 不要拿布丁或者糖果来作为激励宝宝吃完饭的手段。这只会让他认为饭菜没有那么好吃，所以你才会用小贿赂的方式来让他吃下去。你可以给他吃一些新鲜水果、奶酪或者饼干，或者把水果捣烂拌上酸奶给他吃。

- 吃饭的时候，尽量不要去做分散宝宝注意力的事情，比如给他读书或者和他做游戏等。要记住，每一次你和他说话，他就得腾出嘴巴来回答你。所以一定要注意，在他没有吃完大部分饭菜的时候，不要和他喋喋不休地讲话。

良好进餐习惯

进餐时间应该是快乐和轻松的。指望一个不满2岁的宝宝吃饭时不会弄得乱七八糟，这是不公平的。在这一阶段，只要宝宝吃得好吃得香，就不要指责宝宝所造成的脏乱场面。但是，如果他开始摆弄食物，并且把食物丢在地上，那么你就可以认为他已经不饿了，也可以把盘子收起来了。

如果在宝宝还没有真正饥饿的时候，就强迫他吃东西，只会造成更加严重的后果。只要能合理安排宝宝每天摄入的食物和饮料，就可以避免这种情况。如果过度疲劳或者过度饥饿，一个蹒跚学步的小孩，会像婴儿累了饿了一样，不好好吃饭。因此，按时进餐就是一件非常重要的事情。以我的经验看来，早餐应该在早上8点之前吃完，这样才能让宝宝在中午12点左右好好吃午饭，从而能在不晚于下午5点的时候用晚间茶点。零食只能在两顿正餐之间吃，因为即使最少量的零食和饮品也会影响宝宝的食欲。一个宝宝，如果在早上7:30左右吃完早餐的话，就应该在早上9:30~10:00之间食用早间零食和饮品，并且在不晚于下午3:00的时候食用下午零食和饮品。

宝宝的行为

走路、说话、穿衣、吃饭，这些就是宝宝在1~2岁要学的主要技能。然而，在日常生活中，除此之外，宝宝总要面对一些其他的障碍。有一些时候，他会无法避免地面对某种挫折感。这种挫折感是如此强烈，以至于宝宝会觉得无法应对。正如一个电路在负荷过高的时候会烧断保险丝一样，当挫折感和愤怒让宝宝的情绪负荷过高的时候，也会烧断一根保险丝，通常表现为宝宝的大发雷霆。宝宝大发脾气是其正常发育的一部分，这也是他与父母交流的一种方式。他发脾气时是想要说，他已经无法应对当前的局面了。

宝宝发脾气

宝宝1岁生日前后，他开始折腾，开始大发脾气。这与大多数宝宝开始学走路的时间点是相契合的。两周岁前后，宝宝的脾气达到了一个顶点（因此有“恐怖的2岁”这样的说法）。在满3周岁的时候，他的脾气开始减弱。一个大发脾气的小孩，会歇斯底里地尖叫哭喊，会满屋打滚，踢打着任何他能够够得着的东西。

像这样大发脾气，无论对父母还是宝宝都会造成巨大压力。为了避免这样的事情成为常态，必须采取一些措施。

这个阶段是宝宝发育的关键阶段，他需要掌握大量新的技能，所以很容易有挫折感。正因为这样，你需要认真安排宝宝集体活动以及休息时间，避免造成宝宝过度疲劳。以我的经验看来，那些疲劳过度的宝宝更容易大发脾气，而那些活动和休息时间都很科学合理的宝宝情况则要好得多。预防比治疗更重要，在宝宝发脾气的过程中，如果你了解了自己所负有的责任，就对于避免这种现象大有帮助。

下面列出了引发宝宝挫折感的一些主要原因，而挫折感又常常会导致宝宝大发脾气。这些原因是：

- 宝宝的智力已足以理解别人所告诉他的所有事情，但他没有掌握相应的语言表达能力，还不能表达他的感受和他的真正需要。

- 他渴望更加独立，这使得他想去做那些超出他身体能力的事情。

- 宝宝有多饿，就会吃多少东西。总是强迫宝宝再来一匙，只是父母一厢情愿的想法，是父母在寻找自我安慰，因为他们认为宝宝还没吃够。而这样做注定会引起宝宝大发脾气。

- 一个宝宝，如果新玩具太多，或者看了太多动画片，参加了太多活动课，他就不愿意动用自己的想象力了，也就更容易变得枯燥和厌倦。如果没有乐趣，他就会变得烦躁不安。如果宝宝想要寻找一点乐趣，但是不能立即得到满足，也会大发脾气。

- 带着宝宝没完没了地购物，也会导致宝宝又哭又闹。如果可能的话，在长时间购物之前，把宝宝托付给一个同样有小孩的朋友，让她帮你照看几个小时。过后你可以用同样的方式来帮助她。

- 不要轻易对宝宝说不，在说不之前要三思而行。过度地使用这个词语只会造成一个结果，那就是真正需要说不的时候，起不到想要的效果。

- 父母双方要恪守相同准则，否则宝宝就会困惑，他会不明白什么行为是可以接受的，而什么行为又是不能被接受的。

如何处理宝宝发脾气

了解造成宝宝发脾气的主要原因，能让家长知道宝宝是否要发脾气；并且，能使得家长在这种现象失去控制、而最终成为严重的坏习惯之前采取相应措施。

诸如愤怒、嫉妒、羡慕、恐惧以及挫折感等情绪，都可能变成一次勃然大怒，而这些只是宝宝抒发内心烦躁情绪的一种方式。宝宝不应该为此受到惩罚，他不是有意想要惹怒你，也不是故意要淘气。这种状况如何处理，在很大程度上取决于宝宝的年龄，以及他发脾气的原因。但是有一点很重要，既不要惩罚他，也不要奖励他。

下列的指导原则可以帮助你处理宝宝大发脾气的情形：

• 转移注意力法

我认识的大多数父母都赞同这一点，他们都认为转移注意力是应对宝宝发脾气最好的方法之一。为了使这种方法有效果，你必须在他刚开始发脾气时就转移他的注意力，不要让他进入大发雷霆的状态。

下面3个方法是我所发现的转移注意力最有效的几种方式。

（1）大多数宝宝都喜欢玩水，你可以带着宝宝去装有水的洗脸盆或者其他塑料容器前。要是到了快吃饭的时候，你可以让他帮你洗一些蔬菜和水果。在天气暖和的时候，可以让他帮你浇灌花园。

（2）手头要预备一些气球、晚会帽子、玩具烟花等物件，当看到他将要发脾气的时候，你就可以把这些小玩意拿出来给他玩。此外，作为另一种选择，你也可以给他一个吹泡泡的玩具，让他拿去玩。这些东西能让一些宝宝愉快地度过好些年。

（3）可以在冰箱里预备一个现成的面团，看到宝宝快要发脾气的时候，就拿出来预热一下。让宝宝对那个面团又打又按，也可以很快宣泄掉过多的沮丧情绪。

• 时间缓冲法

当宝宝开始发脾气，而且分散注意力法失效之后，时间缓冲法是另一种备受父母欢迎的方法。把宝宝放进婴儿车，在屋里关一小段时间，这对那些想要在爷爷奶奶、亲戚朋友面前大发脾气的宝宝，是一种特别有效的方法。这些亲朋的好意经常会让情况变得更加糟糕。

• 亲密拥抱法

一些家长说，把宝宝紧紧地抱起来，轻声细语地和他说话，一直到他平静下来，这种方法有时候也会起作用。可是以我的经验看来，这种方法只会在下面情况下发挥作用，那就是宝宝还没有进入大怒状态；或者宝宝还小，很容易抱住；或者宝宝比较感性并且不是很执拗。

• **完全忽略法**

一些家长认为，对于宝宝发脾气，最好的处理方式就是任其自然，完全不予理会。如果必要的话，家长可以到另一个房间去，让他明白他不再是大家注意力的中心。我也曾经偶尔看见这种方法发挥作用，但是，这样的情景一般只会发生在那些足够有钱的家庭，他们有专门供宝宝玩耍的房间，那个房间可以保证宝宝的安全，在那个房间里就可以看见厨房的一切。尝试一下这种方法也是值得的，但是在把宝宝丢下之前，你要确保他在那个环境中不会伤害到他自己。

攻击性行为

大多数宝宝偶尔都会出现某种形式的攻击性行为，比如击打某物，踢东西，咬东西或者用手挠东西。以我的经验看来，那些宝宝之所以会诉诸于攻击性行为，是因为他们有某种不安全感。有些宝宝突然发现，家里又多了一个小孩，或者一起玩耍的伙伴想要玩他的玩具，这些状况都会让他们产生怨恨和嫉妒心理。一个宝宝，如果还没有学会与人分享东西，在面临这种情况的时候，或许会通过打架来夺回自己的玩具。

一个正在给新出生宝宝喂奶的妈妈，可能会突然被她较大的宝宝咬一口，因为他觉得自己被冷落了。较大的宝宝在新出生宝宝脸颊上轻轻一摸，可能就会挠出一道很重的伤痕。虽然这些冲动的攻击性行为都是故意的，但却不是有预谋的，并且这些宝宝自己也不知道为什么会这样做。攻击性行为和发脾气不一样，发脾气通常都是针对父母的，而这种攻击性行为一般都是针对那些让宝宝感到威胁的人的。

这些习惯于做出攻击性行为的宝宝，一般都是以这种行为来表达自己的立场，或者以这种行为来吸引父母所有的注意力。这样一来，在其他家长当中和其他小朋友当中，这些宝宝很快就会非常不受欢迎。

如果你认为宝宝的攻击性行为是由于兄弟姐妹的竞争而引发的话，那么你可以参照本书第6章，在那里查找更多建议。

对于如何应对宝宝的攻击性行为，下列的指导原则会给出一些建议：

- 必须让宝宝明白一点，任何形式的攻击性行为都是不能被接受的。此外，在处理这种问题时，给宝宝一巴掌的做法是愚蠢的，可是，如果像某些书上建议的那样“反咬他一口”，那就是更糟糕的做法了。

- 如果宝宝突然采取一种或者另一种形式的攻击性行为，你可以把他带到一边，简单却又坚决地解释给他听，告诉他像咬人、打人等行为是不被允许的。不要使用诸如“坏的”或“淘气”等词语，这些话只能让他更加没有安全感。

- 在他表现良好时，你要极力鼓励他、赞扬他，以此来巩固他的良好行为。尤其是他能很乖地和弟弟妹妹以及其他小朋友玩的时候，你更要这样做。

- 在他处于集体环境中的时候，家长要保持格外的警惕，一旦他表现出沮丧或者易怒的迹象，就要迅速分散他的注意力。

- 绝对不要让一个半大的小孩和一个婴儿独处，哪怕只是短短的几分钟也不可以。当他们在一起的时候，要保证他们都在你的视野之内。

【典型案例】

下面的案例研究勾勒出了我多年来见证过很多次的场景。它展示了极端愤怒情绪是如何导致宝宝进攻性行为的过程。

伊莎贝拉，18个月大

出生后第一年里，伊莎贝拉是一个非常乖的小宝宝。她吃得好，睡得好，天性快乐，总是面带微笑。她有两个姐姐，一个4岁，一个6岁。她是全家都喜爱的小宝宝。在最初的一年半时间里，她是一个最好带，也是一个最招人喜爱的宝宝。她的姐姐和父母都十分疼她。可是，大概18个月大的时候，伊莎贝拉开始打她的姐姐。她本来是一个非常快乐的小女孩，但是在她想要引起姐姐注意的时候，就使劲地打她们。她的两个姐姐都是性格温和的宝宝，从来不会还手。

在那之后不久，伊莎贝拉又开始打她的父母。妈妈把她抱起来，想要抱抱她或者亲亲她，她就用双手打妈妈的双颊，就好像在鼓掌一样。伊莎贝拉的妈妈以前从来就没遇到过这样的问题。她有点困惑，因为两个较大的女儿从来没有过这样的行为。她发现，当一些父母没有用正确的方式抱宝宝的时候，宝宝会感到身上不舒服，于是她就总是认为宝宝之所以出现攻击性行为，其责任在父母，因为父母没把宝宝抱稳。

伊莎贝拉的妈妈从来没有打过伊莎贝拉和她的姐姐，虽然她的姐姐在学走路的时候，也曾被放到“罚坐台阶”上去，但是那只是偶尔的几次，而且还是在她们一直淘气的时候。可是妈妈很快发现，“罚坐台阶”对伊莎贝拉不起作用。伊莎贝拉发现这种“惩罚”非常有趣，以至于经常打她的姐姐，然后就跑向罚坐台阶，好像那是一种游戏一样。

在伊莎贝拉开始打其他宝宝的时候，她的妈妈来咨询我的建议。她承认，最初的几次，伊莎贝拉开始打她姐姐的时候，全家人还被她好动的性格给逗乐了。同时她也承认，因为伊莎贝拉是全家最小的宝宝，也是全家最疼爱的宝宝，所以对于她这种精力旺盛的举动，大家更多的是纵容和容忍，却没有觉察到其中的不正常。

尽管伊莎贝拉的妈妈已意识到这种行为在宝宝当中并非罕见，但是她所关切的是，她越是努力避免伊莎贝拉打人，就似乎越能激发她打人的行为。宝宝的姥姥也认为这对于伊莎贝拉的两个姐姐是不公平的，她们那样和蔼可亲而且极具耐心，还必须忍受这一切。我和伊莎贝拉的妈妈探讨了整个状况：伊莎贝拉备受疼爱，并且是家庭注意力的中心，而且，作为一个聪明的宝宝，她已经发现了，打人是吸引大家注意力的最快捷的方式。我很赞赏伊莎贝拉的妈妈的做法，她没有去打宝宝，因为我们都认为打宝宝是不恰当的做法。要让宝宝明白的是，打人是不对的，所以你就不能通过打宝宝来解决问题。

我给伊莎贝拉的妈妈的第一个建议是，在下一次伊莎贝莱再打妈妈或者姐姐的时候，家里所有人都应该坚定地对她说“不要那样，伊莎贝拉！”然后不要和她有眼神接触。有一点很重要，那就是要让她搞清楚，这不是在做游戏，这种淘气的行为不会吸引大家的注意力。

第二，我也奉劝伊莎贝拉的妈妈尽量不要给她制造机会，让她能够打到姐姐，尽量避开这种场合。比如，如果伊莎贝拉要去打她姐姐，而她姐姐正躺在地板上。我建议伊莎贝拉的妈妈要立即让她的大女儿躲到伊莎贝拉够不着的地方去，或者坐到椅子上，或者回到自己的卧室去。同样，如果在妈妈抱伊莎贝拉的时候，她要打妈妈，妈妈就要立即把她放下，然后把她的注意力转移到别的地方去。

在一周的时间里，全家人对于伊莎贝拉打人的行为采取了新的回应方式，而这种方式也产生了很好的效果。伊莎贝拉还是偶尔会打她的家人，但是这种行为并没有得到很有趣的回应，于是她打人的次数变得少了，而且打人的时候也三心二意了。

最后，我建议伊莎贝拉的妈妈告诉她，如果总是打人的话，她就必须回到她的小床上去。伊莎贝拉的妈妈却担心这样会让她在小床上不开心，因为她一直以来都喜欢去大床上待着，喜欢在大床上躺着，喜欢在大床上玩耍。然而，我宽慰她说，其实真正需要这样做的时候不会超过一两次，这样几乎不会影响她的睡眠。

在接下来的日子里，当伊莎贝拉又开始打她姐姐的时候，妈妈就把她抱起来放回到她的婴儿床上。被放在小床上待了几分钟，伊莎贝拉显得既惊讶又沮丧。她明白了这是因为她打姐姐所造成的后果，于是她开始哭泣，并且喊着“sorry”（对不起）。妈妈把她抱起来，给了她一个大大的拥抱，又让她亲了姐姐一下。

伊莎贝拉现在快2岁了，已经有超过2个月的时间，没有打她的家人或者她的小伙伴了。现在，她是一个快乐可爱的小女孩，而不再是那个总打姐姐、父母，以及朋友的宝宝了。

关于表扬

如果宝宝某件事情做得好的话，家长通常会用表扬的方式来表示赞许。这种方式的问题就在于，表扬仅仅是基于家长对宝宝行为的判断和评估，而没有给宝宝自己的观点留出空间。简·尼尔森是一位心理学家，也是7个宝宝的母亲。她认为，过度使用表扬来改进宝宝行为，只会让宝宝成为哗众取宠的人和只听好话的人。在她的《积极的规则》一书中，她解释了这样的现象：宝宝，也就是日后的成年人，他们自我意识的形成完全依赖于他人对自己的看法。她认为，另外一些宝宝会憎恨或者抗拒表扬。而之所以这样，或者是因为他们不想成为别人所期望的那个样子，也可能是因为他们担心自己不能和那些总受表扬的宝宝竞争。表扬所产生的长期效果通常是，让一个宝宝变得更加依赖于他人对自己的看法。

尼尔森认为，鼓励要比表扬的效果好一些，因为鼓励通常会把宝宝自己的观点考虑在内，这会激发宝宝的自我评价，这种自我评价能够让宝宝变得更自信和更独立。

即使如此，我依然认为表扬是育儿过程中一个非常重要的工具，只不过需要谨慎使用而已。读完了《积极的规则》这本非常优秀的书籍，我开始认同作者的观点：改善宝宝行为的最有效的途径是，鼓励加上“对事不对人”的表扬。为了理解宝宝是怎么看待表扬的，我们可以想象一下，作为成年人，当我们被表扬的时候，我们心中是怎么想的。举一个例子，我们可能都记起这样的场景，我们花好几个小时来为爱人或者一位密友准备一顿特殊的晚宴。我们颇费周折地购置所需物品，做各种准备工作，烹调一顿很棒的饭菜，然后让整顿饭菜和你自己都以最佳状态呈现在客人面前。客人要告别的时候，会感谢你晚上的盛情款待，爱人或者你的密友，说什么话会让你感到更有意义，下面有两个例子。

例一：

你简直就是一位巨星，拥有这么棒的妻子/丈夫/爱人/朋友，我感到如此幸运；我不知道如果没有你，我还能做什么。你真漂亮，并且你总是能把事情做得恰如其分，我真为你感到骄傲。

例二：

非常感谢，你今天的晚宴办得非常成功。对于你为这顿丰盛的饭菜所付出的时间和精力，我非常感激。我想大家今晚都很开心，你呢？你今晚开心吗？

例一只是立足于爱人/朋友的感受，是从他们自己的角度出发，他们希望从你那里得到什么，以及他们期望你看起来是什么样子的，期望你行事的方式是怎么样的。听到这样的赞美，你肯定不会认为：是的，我就是一个巨星，我很漂亮，能认识我你很幸运，并且我总是能把事情做得恰到好处。你或许会感到受宠若惊，为了迎合这些期待，你会背负着巨大的压力。例二不仅考虑到了你为晚餐所付出的辛苦劳动，而且也兼顾了爱人/密友对于你是否开心的关切。例二立足于感激、尊重以及换位思考，不像例一那样，只有对于个人直白的赞美。

睡眠问题

关于夜醒

最乖的宝宝，就算在第一年里一直睡得很好，在第二年里也可能出现一些睡眠问题。有的小宝宝，过去很容易睡下，一睡就能睡到天亮。可是突然就会拒绝睡觉，或者一晚上醒好几次。出现这样的状况，有很多原因 。针对这个问题，我总结了自己所发现的最常见的原因，同时也给出了一些建议：

作息规范

2岁的时候，宝宝开始变得更加好动，而且会参加比以往更多的活动，这常常会导致他们身心俱疲。那些白天没有固定睡觉时间、晚上也没有固定休息时间的宝宝，会更容易过度疲劳，这种过度疲劳本身就会造成宝宝的夜醒。因此，你需要把宝宝白天的睡觉时间和晚上的休息时间确定下来，并且严格遵守，这是很值得做的。

睡眠过度

还有一个非常容易被忽略的迹象，那就是宝宝白天所需的睡觉时间在减少，这种状况也会造成夜间睡眠问题。在出生后的第一年里，大多数宝宝每天平均睡眠时间依然是14~15个小时，这个时间包括夜间的睡眠时间和白天两次短休的时间。然而，当宝宝开始学习走路的时候，平均每天的睡觉时间就会减少到13~14个小时，这个睡眠时间包括夜间的睡眠时间和白天一次短休的时间。你要留意宝宝睡眠时间开始缩短的迹象，这可以避免夜间睡眠问题的产生。

下面的迹象可能表明宝宝的睡眠时间正在缩短：

- 他已经15~18个月大。在这个阶段，大多数宝宝都会出现睡眠时间缩短的迹象。
- 早上9:30安顿他短休的时候，你需要花越来越长的时间；或者很容易安顿他睡下，但是睡眠的时间缩短到了15~20分钟。
- 上午短休的时候睡得很好，但是午睡时间缩短了。
- 晚上安顿他睡觉需要的时间变长了，或者他早上开始早起了。

通过留意上面的迹象，你可以合理安排宝宝白天的睡眠时间，以确保他夜间的睡眠不受影响。

奶嘴

习惯睡觉时叼着奶嘴的宝宝，如果奶嘴掉了，他会一晚上醒来好几次。解决这种问题的唯一方法就是彻底把奶嘴拿掉。对于这一点可以参考本书第7章相关内容。

新生儿

家里有新出生的小宝宝也会导致较大的小孩在夜里醒来。尽量合理安排一下你的日常事务，以便在白天能有一些时间来专门陪陪你的大宝宝。晚上有时间陪他的时候，哄他的话要尽量简短些，避免进行漫长的讨论。一个宝宝，如果觉得白天被冷落了，他就会尽量在晚上找机会来弥补白天所错过的关心。相关的更多信息，请参照本书第6章。

焦虑

新宝宝出生、搬家、入托或者妈妈去工作时的分离，都能导致宝宝产生焦虑情绪，并且让他在夜里醒来。有时，你可以给宝宝买一个能抱着的玩具，放在婴儿床里面，这也能让他更有安全感。白天的时候，应该专门抽时间陪陪宝宝，这也可以帮助宝宝克服焦虑情绪。如果宝宝已经开始入托或者开始接受其他形式的儿童托管，建议你抽时间与护理员谈谈，请她们在这段时间格外留意一下宝宝的情绪。下班回家之后，花一些时间陪他说说话，同时也倾听一下他的诉说。如果家里不止一个宝宝的话，我的建议是，每周要抽出一两次专门陪陪你的大宝宝。在那段时间里，可以让你的爱人或者宝宝的祖父母照看一会其他的宝宝。

故事和动画片

2岁多快3岁的时候，宝宝的想象力变得更加活跃，这时候如果选择错误的睡前故事或者动画片，会过度刺激他，让宝宝感到烦躁不安。在睡觉前，尽量不要给他看太多动画片，可以选择一些简单的故事，这样才会不至于刺激到宝宝或者把宝宝吓到。

发脾气

如果睡前哭过，也会导致宝宝夜醒。大发脾气之后又开始大哭，通常是由过度兴奋、过度刺激或者对抗所引起的。家长一定要冷静且始终如一地落实宝宝睡觉之前的各个环节。

太大的床

以我的经验来看，在宝宝没有充分心理准备之前，就把他换到一张更大的床上去，也会成为导致宝宝夜醒的主要原因。很多父母都是在宝宝18~24个月之间把他换到较大的床上的，这样做一般是因为又有宝宝要出生，他们需要腾出婴儿床来给新宝宝用。另一些父母则是听了朋友的建议。朋友说，他们的小孩在大床上睡得更香了。而我则认为，如果宝宝在大床上睡得更香了，这只能说明宝宝在原来的地方睡觉的习惯不是很好。

我所接触的父母当中，在宝宝快要满3岁之前，大多数都把宝宝放在婴儿床上。因为这些宝宝都是睡在睡袋中的，所以他们不可能爬出婴儿床。如果新宝宝需要婴儿床的话，很多父母都会买一张新的婴儿床或者买一个新的单人床，在新宝宝未出生之前给大宝宝睡，而在新宝宝出生以后，这张床又可以成为他人生的第一张床。

在把宝宝换到一张大床上之前，要考虑到以下几点：

- 太早把宝宝换到大床上去睡，更容易造成宝宝早晨早醒，或者导致宝宝夜醒。相比更大一些的宝宝，一个蹒跚学步的宝宝，在被安顿入睡的时候，更容易变得烦躁，最后的结果往往是父母不得不陪着他睡。

- 新宝宝的出生通常会使较大的宝宝从父母床上搬离。这样一来，如果大宝宝在晚上听见婴儿的哭泣声，他很快就会想要得到同样的关注，也想要吃东西，也想要让父母抱着。

- 宝宝如果睡大床，就会更想把尿布拿掉，尽管这个时候他还不能在没有尿布的状态下一觉睡到天亮。

- 一旦宝宝在夜里不再需要使用尿布了，那么通常在他房间里就需要安装一个夜灯和一个儿童座便器。在我的经验看来，3岁以下的宝宝，如果睡在大床上，并且屋里需要安装夜灯的话，那么这些宝宝就更容易夜醒，同时也更难再睡着。

【典型案例】

莎拉，23个月大

还是一个婴儿时，莎拉就从来没睡好过。确实是这样的，一直到18个月大接受睡眠训练之前，她就没有好好睡过一个晚上。在经历了整整18个月每晚醒来两三次的悲惨境况之后，现在每天晚上9点钟，妈妈会安顿莎拉睡下，第二天早上6~7点之间她才会醒来，她的妈妈现在非常高兴。每天中午，莎拉会睡2个小时的午觉，每晚6点半到9点之间她会折腾一段时间。她能睡午觉，也有助于她妈妈来应对她晚上的折腾。每次折腾完了之后，莎拉会筋疲力尽地躺在婴儿床上，抱着她的奶瓶喝奶。这种状况一直持续到她的小弟弟5个月大以后。

西蒙出生时候体重就超过了4.5千克，在4周大的时候，睡觉的提篮已经装不下他了。因为莎拉曾经在她奶奶家里睡过大床，所以家里很自然地做出了决定，把莎拉放在大床上睡觉，把她的婴儿床腾出来给西蒙睡。

第一天晚上睡大床，莎拉非常兴奋，她妈妈多花了些时间才安顿她睡下。莎拉总是在床上爬上爬下，不断要求听故事。最后，晚上9:40的时候莎拉在妈妈的怀里睡着了，不过在半夜尖叫着醒来。她妈妈又不得不另外用了一个小时来陪她，一直到她再次睡着。

那天夜里莎拉比平时多醒了两次，每一次都需要花将近1个小时的时间来安排她入睡。第二天晚上，妈妈花了更长的时间来安排莎拉入睡，直到晚上10:50才睡着。在接下来的一周里，一个新的局面迅速形成了，那就是每晚不到11点莎拉是无法入睡的，而且每晚要醒来2~3次。她只有在妈妈给她读故事或者唱着歌时才能入睡，这样动不动就需要花上2个小时的时间。

莎拉的妈妈打电话向我求助的时候，一个显而易见的事实就是，把莎拉放在大床上睡觉是造成她睡眠问题的主要诱因。我建议她应该还是让莎拉在她的婴儿床上睡。所幸，她的一个朋友有一个闲置的婴儿床可以借来给西蒙睡，这样莎拉又睡回了原来的婴儿床。她在夜里醒来的次数立即就减少了，而且当她醒来的时候，她的妈妈很快就能重新安排她入睡。然而，晚上安排莎拉入睡仍然是一个问题。她的妈妈总是在9点钟就开始安排她睡觉，但是通常她要到10~11点之间才能睡着。我认为造成这种状况的原因是这样的，正如一个宝宝需要喂奶或者需要抱起来摇晃才能睡着一样，莎拉需要给她读故事或者唱歌才能入睡。

当莎拉被换到大床上的时候，她拒绝入睡，虽然时间已经很晚了，还是不睡觉。这意味着她已经十分疲惫了，却更加不想睡觉了。因此，她妈妈每天给她读故事和唱歌的时间越来越长。我建议莎拉的妈妈，每隔3天把安顿她入睡的时间提前30分钟，一直提前到晚上7点半。每次给她读故事和唱歌的时间不要超过20分钟，因为长时间以来，莎拉已经习惯了很晚入睡。我建议莎拉的妈妈在她离开莎拉的房间之后，继续播放40分钟轻柔的儿歌。她可以告诉莎拉，妈妈要去洗澡，一会当磁带放完之后，妈妈会回来和她说晚安。如果莎拉又喊她的时候，可以回答妈妈正在洗澡，马上就会过来。

在磁带快要播放完的时候，莎拉通常快要睡着了。在两周之内，播放磁带的时间就缩减到了20分钟，而莎拉也从晚上7点半睡觉提早到晚上7点。每一天晚上，莎拉的妈妈都告诉她，洗完澡之后，她到莎拉的房间去给了她一个大大的亲吻，以此和她道了晚安。

白天短休

第二年里，遵循原来的作息时间就变得更加容易了，父母对于时间的安排也可以轻松应对了。但是，如果此时你想避免宝宝出现过度疲劳的话，合理安排好他的睡觉时间依然是十分重要的，因为过度疲劳会导致一些睡眠问题。

上午短休

一般而言，如果宝宝在第一年里，一直遵循《育儿圣经》中的作息规范；并且在12~18个月大的时候，都能安然地从晚上7点睡到早上7点的话，那么他上午短休的时间就会缩短。到了这个时期，他在上午9点到9点半的短休时间里，会需要越来越长的时间才能入睡，或者是能够很快入睡，但是只能睡上10~15分钟。因为白天睡觉时间很短，当宝宝进入这个阶段，很多时候是在父母推着童车去公园、商场或者其他地方的路上，就短短地睡上一觉了。如果宝宝将满15个月，上午只需要睡10~15分钟的话，那么他可能会很开心地玩到午睡时间，而省略了上午这一觉。你能做的就是，尝试着让他把两觉并作一觉。如果宝宝只有1岁多一点的话，那么他不太可能跳过这一觉，所以可取的做法是，让这一觉睡得稍微长一点。

另外一个迹象也可以表明宝宝想要取消上午的短休了。那就是，午睡时间开始变短了。有一些宝宝，并没有表现出想要缩减上午短休时间的迹象，但是他们会缩短午觉的时间。这种状况契合了某些妈妈的需要，因为这使得她们可以在没有宝宝拖累的情况下多做一些家务。如果宝宝在上午短休的时候睡得很长，那么所产生的问题就是，他白天只睡这一觉就足够了，从中午12点一直到晚上7点的时间里都将是醒着的。最后到了晚上，一些宝宝会弄得筋疲力竭，到了休息时间倒下便呼呼大睡。这种状况通常会产生连锁反应，那就是第二天早上很早他就醒了。而他醒得越早，就意味着他疲惫得越早，也意味着他越早需要短休。于是一个恶性循环出现了，宝宝会在早上6点或者更早的时候就醒来。如果宝宝在18个月大的时候，晚上和中午都睡得很好，而且在上午短休时依然能睡上30~40分钟，那么我会建议，你可以用几周的时间，逐渐缩减他上午的短休，直到把他上午的短休时间控制在10~15分钟之内。这样可以避免他在其他睡眠时间内出现问题。一旦宝宝上午只需要睡10~15分钟就可以愉快地坚持到午餐时间，你就可以彻底把上午的短休时间砍掉了。一些宝宝确实难以适应这样的转变过程，从两次短休变成了一次短休，他们会稍稍急躁，直到他们的生物钟重新开始适应这一切为止。

在我看来，如果父母要建立一种新的作息时间，要把原来每天白天短休两次、每次45分钟的睡觉时间，改成每天睡一次，每次好好睡上2个小时，那么就应该有心理准备，要忍受几周宝宝的坏脾气。宝宝之所以会在下午时间里变得烦躁易怒，是因为午觉的时间太过短暂，使他在下午的时间里变得过于疲惫。

早醒的宝宝

如果宝宝在早上7点之前就醒来，每晚只睡11个小时而不是12个小时，那么他在早上9点左右可能依然需要短休一次。以我的经验看来，那些早上起来很早，并且在上午很早就开始早间短休的宝宝，通常也需要早一点午睡。因为在第二年里，宝宝会变得非常活跃，所以他们更容易在傍晚变得筋疲力尽。他们通常需要在晚上7点之前就上床睡觉，而这样只会让他们在早上醒来得更早。

我建议，不管宝宝早上醒来得多么早，每隔三四天，把他上午开始短休的时间推后5分钟，进而延后他开始午睡的时间。这样做也会产生连锁反应，那就是使得他在傍晚不会很累，同时也意味着你可以逐渐把他晚上的休息时间也相应地延后5分钟，从而让他早上醒来得晚一些。如果他确实做到了这一点的话，你需要做的一件很重要的事情就是，把他上午短休的时间缩短至10~15分钟，从而使他全天的睡觉时间不超过2.5小时，这个睡眠时间要比一个开始学步的宝宝平均所需的睡眠时间略短一些。

睡前战斗

宝宝要睡觉时，很快会转变成为一种意志的较量，原本平静和轻松的气氛变得非常紧张和令人疲惫，这是很常见的一种场景。在坏习惯形成之前处理好这个问题是非常重要的。我认为，出现这种睡前战斗的一个主要原因就是，宝宝过于疲惫或者受到了过多刺激。

下面几点应该可以帮助你减少睡前战斗的发生：

- 尽量保证宝宝在午餐时已经摄入了足够的蛋白质。这样晚间茶点就可以简便快捷些，比如意大利面或者浓汤三明治。

- 如果宝宝才一两岁，那么白天仍然需要至少90分钟的睡眠时间。

- 在下午，如果宝宝不把玩过的玩具收拾起来的话，就不要允许他从柜子里拿出别的玩具来。尽量鼓励他把所有的玩具都收拾起来，或者至少把其中的一部分收拾起来。

- 下午5点整的时候，晚间茶点就应该准备好了，而且宝宝也应该坐在桌子前面了。下午5:45之前，宝宝应该已经被带进浴室，这样才能让他有充足的时间洗澡和放松。

Q我的儿子16个月大，过去一直习惯于每天睡觉前听我给他读故事。他会很开心地坐上30分钟，但是现在他根本就坐不上10分钟 。随着他一天天长大，他的注意力集中的时间却似乎在缩短。每天洗澡之后，他开始变得越来越闹腾，到处乱跑，大声叫喊，还把玩具扔得到处都是。我越是想让他平静下来，把注意力转移到故事书上，情况就变得越糟糕。往常的睡觉时间是晚上7:30，但是现在的睡觉时间却是将近晚上8:30。

A这个年龄的宝宝精力旺盛，但是没有能力控制自己的注意力。如果想要避免睡前战斗的话，家长就要正确地平衡白天宝宝的身心活动。

早上，你要保证宝宝进行了足够的身体锻炼，并且呼吸了足够的新鲜空气，这样可以消耗他的一部分精力，避免把这些多余的精力留到晚上。你要鼓励宝宝自己上楼，自己脱衣服，自己把脏衣服放进脏衣筐里，这不仅可以教会他一些重要的技能，还可以让他把精力消耗掉。

再者，以我的经验看来，这个年龄段的宝宝，家长要把睡前讲故事的时间限制在10~15分钟。因为如果睡觉前的事情太多的话，宝宝可能又精神起来。还有一点很重要，那就是尽量避免做能分散他注意力的事情。

卧室里如果到处都是宝宝能够得着的玩具的话，通常会导致他在睡前的注意力被分散。所以要尽量控制宝宝卧室里的玩具数量，当然，要把任何可能让宝宝闹腾的玩具都撤到其他房间里去。

很重要的一点是，在这个年龄段，选一些简单的故事书，在给他讲故事的时候，让他也参与进来，可以让他翻页，让他指出书中不同的角色，并且鼓励他重复一些简单的词语。

密切关注白天的睡觉时间，如果他白天还是睡两觉的话，那么可能可以缩减掉其中的一次，同时，下午2:30以后睡午觉也可能会导致晚上睡前的问题。如果这样的话，就有必要重新安排一下他白天的睡觉时间，以便让他在下午2:30之前就醒来。

夜间睡觉过晚

有一些宝宝，过去一直习惯于晚睡，而且也很容易被安顿睡下。这些宝宝在18~24个月之间的时候，也许会突然在睡觉前玩要起来。这种状况一般发生在宝宝白天的短休时间由两次缩减到一次，而且白天参加了比以往更多的活动的时候。这让宝宝非常疲惫，以至于几个小时都不愿意睡觉（译者注：前文曾交代，宝宝白天非常疲惫也会造成晚上不愿意睡觉）。

晚上8:30~9:00睡觉已经很晚了，但是宝宝却突然在晚上11:00或者更晚的时候睡觉。如果宝宝出现这种状况，很关键的一点是，为了避免他疲劳过度，应该把他的睡眠时间提前一些。如果问题只是疲劳过度，那么用不着对其进行“哭泣控制”，就可能较早地安顿他入睡。

对于如何使宝宝的睡觉时间提前，避免造成疲劳过度，进而导致其难以入睡这一问题，下面的指导原则给出了一些建议：

- 尽量保证宝宝白天多呼吸新鲜空气，做充足的运动。这样可以让他更累一点，消耗掉多余的精力，以便使其晚上睡得早一些。

- 在下列几个时间里，要尽量避免喧闹的游戏，也要避免让宝宝过于兴奋，这些时间是：用完晚间茶点之后，洗澡过程当中和洗完澡之后。

- 不要在洗澡前让宝宝看动画片。在洗完澡之后，你可以利用动画片来促使他入睡。

- 不论宝宝以往是几点上床睡觉，你都要把这个时间提前30分钟。之所以这样做，是为了在洗漱之后、睡觉之前，有充足的时间给宝宝喝饮料，讲故事或者看动画片。

- 可以用3个晚上的时间来确立上述的睡前流程，然后，每隔3个晚上，逐渐把睡觉的时间提前10分钟。

- 一旦宝宝的睡觉时间被成功地提前到晚上7：30，父母就要继续坚持洗澡之后的流程。但是绝对不要让这个过程超过30分钟，因为这样的话可能会让宝宝又精神起来。

- 如果宝宝在这一系列流程之后还是不能静静地入睡，可以给他听一些儿歌或者讲故事的磁带。这样对教会他自己入睡是很有帮助的。

- 确保宝宝在醒着的时候就躺在床上，这也是很重要的。正如给一个宝宝喂奶或者抱起来摇晃使其入睡会造成某些问题一样，讲故事或者拥抱的方式让一个1岁左右的小孩入睡出现一些问题。

如果父母按照上面的指导原则做了，可是宝宝依然不愿意在晚上7:00~7:30之间睡觉的话，那么可以结合我的另一本书《快乐宝贝完全睡眠手册》中所提及的“喝止法”或者“哭泣控制法”来应对，那本书也是由Vermillion出版的。

The Third Year (24～36 months)

第2章 第三年（24~36个月）

宝宝满2周岁的时候，走起路来就会更加稳健，而且胆子也越来越大，已经开始跑，开始攀爬，开始蹦跳。他的挫折感也会变得更少，因为他已经能把几个词连起来用，已经能够更好地表达他的需要了。然而在第三年里，他将面对很多全新的挑战。帮助宝宝建立自尊心会让他有信心去应对这一切。这些需要他面对的新挑战包括：与其他的宝宝建立友谊；学会如何与人分享东西；进入托儿所；在集体环境中听从指令；学会有礼貌和尊重他人；学会为自己的行为负责；还要通过如厕训练学会大小便。在这个发育阶段，父母要教会宝宝如何思考，而不是总是替他思考所有的事。

自尊与自信

教会宝宝注意一些东西（比如繁忙的马路，很陡的楼梯等）是很重要的，但是父母也要注意不要把宝宝保护得太紧，那样会让他失去探索的天性，没有勇气去尝试新的事物。我们都看到过在操场上的宝宝排成一列去玩滑梯，一个接着一个地滑下来，滑下来的时候会发出尖叫声。但是，几乎每一列宝宝当中都会有一个很紧张的宝宝，他爬上滑梯的时候非常小心、非常缓慢，而且会不断地回头看着父母，希望得到已经心急如焚的父母的点头鼓励。

面对日常挑战的时候，总是被告知要当心、要注意的话，那么这个宝宝很快就会失去信心和勇气，不敢去尝试不同的东西和学习新的技能。如果父母总是去纠正宝宝说的话和做的事，常常也会挫伤宝宝的自尊心。家长都想让宝宝尝试去做好每一件事，这样促使家长会重新安排院落的格局，把需要刷漆的地方刷上油漆。在有人问宝宝问题的时候，家长常常会替他回答，或者帮宝宝把没说完的话说完。这种追求完美的动机很快就能消弱宝宝天生的那种尝试新事物的能力。其结果就是，宝宝因为担心而不敢去尝试任何事情，因为怕自己会做错，也怕得不到父母的赞许。

下面的建议可以帮助宝宝建立自尊和自信：

- 父母应该教会宝宝去面对新挑战的方式，这对宝宝能否成功掌握这门新的技能有着很大的帮助。我已经听过太多父母所流露的担心，他们说宝宝像他们一样恐高，没有平衡感，不喜欢狗狗等。每一个宝宝都有其个性、特点，所以不要认为宝宝的长处和弱点都会和你一模一样。

- 2~3岁之间的宝宝已经开始意识到自己是一个独立的个体，已经开始形成自己的观点，同时也会形成对他人的看法。宝宝被问问题时，一定要给他时间，让他自己去思考、去回答。这样对他是很有意义的。

- 3岁的时候，宝宝大都能够自己吃饭脱衣，但是还无法对付纽扣和拉链之类的东西。他们也能够自己穿衣服了。如果你只是为了图方便快捷，继续帮宝宝做这些事情的话，对培养宝宝的独立能力毫无帮助。在早晚吃饭的时候，你可以留出一些时间，耐心地去指导和鼓励宝宝做这些事情。

- 在教授宝宝新技能的时候，要挑选一个他既不很累也不是很饿的时间来进行，这样有利于宝宝学习新技能。先给他示范几次，然后一起来做几次。一旦他想要自己来尝试的时候，一定要多表扬，即使他做得还不是很正确，也是很值得表扬的。

- 很多技能对较小的宝宝来说学起来更快更容易，这可能是因为他们可以模仿哥哥或者姐姐。对于独生子，让他和其他的小朋友一起玩也是不错的学习方法。

- 父母一定要记住一点，就是在宝宝尝试新事物的时候，不要拿他和别的宝宝来对比，这样会伤害宝宝的积极性。每个宝宝学习新的技能所需要的时间是各不相同的。重要的是宝宝在学习新技能的过程中得到快乐，而不是他花了多长时间去学习这项新技能。如果你关心宝宝某种能力的发育状况，最好咨询一下儿科医生，而不是在那无谓地担心，这是没有必要的。

- 学习新的技能，需要集中宝宝大量的注意力，这常常会让宝宝感到沮丧或者生气。如果有这样的情况，在你示范了好几次之后，宝宝在做事情、玩拼图、做游戏的时候依然很费力，那时也要尽量不去干预，也不能直接帮他把事情给做好。有必要缓解这个局面的话，可以让宝宝休息一下，喝杯水，吃块饼干。一旦平静下来，他会更愿意倾听你对于处理这个问题的建议，更轻松地去做这些事情。

第三年里，大多数父母都会努力地帮宝宝去建立自尊心，并且鼓励他更加自信些。然而，宝宝日渐增长的独立性也常常会让他过于自信，而导致宝宝不听话。我认为，这个时候很重要的一点是，父母要努力维持一种让宝宝很愉快的平衡局面，既要鼓励宝宝新建立起来的自信心，也要教会宝宝懂得一点——我们所有人都必须遵守一定的规则。

应对一般的恐惧心理

第二年里，宝宝对他所在的世界有了更多的了解。因为总是会发现他并不是很多场合的中心，常常会变得很不安。这会导致宝宝做出更多的复杂行为。因为这个时候，宝宝试图弄清很多他第一次经历的事情，这些经历往往是他所不能理解的。宝宝在很大程度上是通过某个榜样来学习新东西的，当父母对一些事情做出反应的时候，宝宝对这些反应非常敏感。

同样，对于妈妈害怕猫或者害怕狗，爸爸不喜欢牙医或者恐高等例子，宝宝也会从这些例子中学到很多父母的反应，这很容易教会他也害怕相同的东西。我也注意到，如果父母总是以很暴躁的方式或者很大的嗓门来训斥宝宝的话，就会逐渐让宝宝产生恐惧心理。在尝试新事物的时候，这些宝宝常常会变得很焦虑或者很紧张，因为他们怕把事情做错了，受到严厉的惩罚。家长的鼓励和幽默感在宝宝面对新事物的过程中会起到十分积极的作用。如果你鼓励宝宝在任何情况下都要看到事情的最好的方面，他就会信心大增。

在这个阶段，宝宝所表现出来的一种最常见的恐惧情绪就是分离焦虑症。一到两岁之间，宝宝在和父母或者护理员分开的时候最常见的反应就是很伤心。这种情形一般会发生在父母出去或者护理员要回去，而宝宝要面对暂时分离情形的时候。这种对被遗弃或者分离的恐惧，经常会伴随着对陌生人的怀疑。这两种状况都完全是正常的反应，家长需要理智地对待。通常，只要宝宝知道他所依赖的这些人总会回来的，就会走出这种恐惧感。同时，有一点也非常重要，那就是要解释给宝宝听，你将离开，但是很快就会回来。家长不辞而别会使宝宝产生这种焦虑，因为这让他不知道你什么时候就会消失。

如果宝宝被留在托儿所或者托管中心的话，你每天都在同一时间离开，这可以让宝宝很安心。这个年龄的宝宝，只要被留在一个恰当的环境中，就很容易被分散注意力，他们很快就能适应这种情况。我一直认为，和宝宝好好道别，亲一下抱一下，然后准时离开，这对宝宝而言是最容易接受的。他不会认为，只要他变得很不高兴,你就会晚些离开。宝宝对父母的焦急情绪也是很敏感的，所以在这种场合，你只需要表达对他的关切，以免让宝宝不开心，在那之后简单道别就是了。

其他种类的恐惧心理包括对水的恐惧，一般是在洗澡水开始流淌的时候，以及冲厕所的时候表现出来的。此外，还有对黑暗的恐惧。同时，这个年龄的宝宝也常常会害怕一些很坏的东西，比如怪兽和鬼魂等。这些来源于想象的恐惧感在你两岁的时候也是有非常真切的感受的，因此你要非常理智地去处理这个问题。最近的研究表明,父母不应该让两岁以下的宝宝看电视。研究者相信，习惯了电视连续性刺激的宝宝在现实生活中不能有效地集中注意力，因为现实生活的节奏要比电视的节奏慢一些。

我个人也认为电视可能导致小宝宝产生恐惧心理，这要归咎于电视节目纷纷扰扰的本质，即使在最好的儿童节目中也是如此。在宝宝休息的时候，以一种愉快的方式来处理这种非理性的恐惧感，是应对宝宝这种担心的一个好方法。你可以与宝宝交流，让宝宝意识到在黑屋子或者柜子里面，没有什么可怕的东西。此外，父母也要避免电视节目和电脑游戏中一些不适合的内容对宝宝的影响。

一些宝宝的恐惧感来自于对某些特定的人或者特定的地方，比如警察，医生，医院以及牙医等。角色扮演游戏是一种有效并且有趣的方法，这可以帮助宝宝克服上述恐惧感。给宝宝买一些扮演医生、护士和美发师等所需要的玩具套装，让你的宝宝知道当他去看医生或者去理发的时候会发生什么。

你可以给他读一些很愉快的故事，故事中有诸如宝宝去看牙医或者去学游泳的情节。逐渐熟悉某个事物也会有助于这个年龄段的宝宝克服恐惧心理。如果他已经知道即将发生的事情，那么对于这些不同寻常的遭遇，他会更感兴趣而不是感到恐惧。

我总是尽量地告诫父母要特别掩饰起自己的某种恐惧症，因为害怕蜘蛛或者害怕鸟这种行为会很自然地被宝宝学会。儿童时代，最激动人心的方面莫过于宝宝评估事物的能力，开发新东西的能力，以及对新状况做出反应的能力。在每一个场合，从家庭到社交，你都可以作为宝宝的指导者，他会去评估并且模仿他周围人的反应。

教会宝宝时间观念

让3岁以下的宝宝掌握时间概念是非常困难的。为了让宝宝明白，在某一时刻有特定的事件要发生，制作一个图片日历是非常好的方法。把一周中的每一天都划分为上午和下午，是一种非常简单的方式。然后，你可以在日历的表格中贴上小图片，以此来详细说明在那一周的某一个时刻，你和他将要做什么。

如果你在图片上画了宝宝最喜欢的东西，将会更加激发他的兴趣。画得好坏没有太大关系，这个年龄的宝宝基本还不会评论东西。

学前教育

2~3岁之间，无论宝宝是否已经在接受某种形式的托管，都要考虑宝宝的学前教育了。2岁半的宝宝通常已经可以进行学前教育了。一旦宝宝满了3周岁，每周可以接受1小时的学前教育，你要选择具有资质的国立学前教育机构。

当你开始决定为宝宝进行学前教育的时候，有必要花些时间去考察和走访相关教育机构，以便选择一所能够满足宝宝需要的早教机构。仔细探讨一下那所学校的校规，看看他们是否会定期举办家长晚会或者是否会有定期的学校通讯，以使家长能及时了解宝宝的情况。

同时，确保宝宝在情感上、心理上，以及身体上都做好了入托的准备，这是非常重要的。以我的经验看来，在入托以前曾经与其他人短时间相处的宝宝，要比那些一直由父母照管的宝宝更容易适应托儿所的生活。我建议，在宝宝入托前3个月，可以让他短时间地和其他家庭成员或者你的好朋友相处。然后逐渐地延长他和这些人的相处时间，直到他能很开心地和你分开3~4个小时。

我也观察到，那些被父母过度保护的宝宝，在托儿所里更难以适应那里的组织和规则。如果宝宝总是在寻求某种来自父母的慰藉，或者总是拒绝配合一些简单的指令的话，那么我认为一个可取的建议就是，家长要集中更多的注意力来建立宝宝的自尊和自信，同时也要为他建立起一套严格的规则和限制，以便于他理解服从的含义。进入托儿所对宝宝而言是很重大的一步，你在他入托前的数周之内做的准备工作越多，宝宝就会越容易适应新的环境。

下面的建议将让宝宝入托成为一个快乐的起点：

- 宝宝3岁时依然是没有时间概念的，所以如果离入托还很遥远的话，尽量避免谈论这件事。当入托的时间临近时，可以进行一些有价值的投资，比如买一些适合宝宝的故事书，书上要对入托之后会发生的事情有一些描述。

- 周期性地安排一些游戏日，让宝宝和一两个将要和他进入同一个托儿所的宝宝玩耍，这样可以让宝宝能更容易适应入托后的生活。如果你不认识本地的其他家长，可以求助于托儿所的老师，看她是否能帮你联系到其他的家长。

- 第一次送宝宝去托儿所会让很多家长在情感上难以接受。要离开宝宝的时候，尽量避免让宝宝觉察到你的焦虑情绪。如果你和另一位妈妈一起把宝宝留在托儿所，那么最初的几次分别就会变得更轻松些。有一些托儿所鼓励家长在宝宝入托后第一周内短暂地留下，陪伴宝宝一小段时间。这样的做法对一些宝宝是有作用的，但是对有些宝宝却没有效果。如果你要这样做的话，有必要事先和托儿所的老师探讨一下是否可行。

- 那些一开始每周只有一两个早上去托儿所的宝宝，会逐渐建立起对于天数的概念，他们不太可能会对托儿所产生疲惫感。可是一个宝宝，如果在午觉时间取消后，晚间开始表现出过度疲劳的状态，那么在他入托的那天下午，可能还是需要短休一会儿。

- 一个宝宝，已经学会了诸如穿衣、脱衣、吃饭、上厕所之类实用技能的话，就会更加独立，也会更有自信心，这让他比一个需要妈妈帮着做这些事情的宝宝能更轻松地适应入托后的生活。

• 入托后的第一个学期对宝宝来说会是身心俱疲的。为了确保宝宝不会对托儿所感到疲惫，也为了避免他在睡觉时感到过于疲劳，可以尽量让他早一点睡觉。一个2~3岁的宝宝，如果依然午睡的话，那么他需要在晚上7:30上床睡觉。但是一个白天不睡觉的宝宝，如果不想过度疲劳的话，或许需要在晚上7:00就上床睡觉。你要记住，过度疲劳是造成睡前战斗和夜醒的主要诱因。

• 宝宝从托儿所回来以后，要确保花一点时间来和他谈论在托儿所发生了什么，以及他最喜欢今天的什么活动。对他尝试新的活动的努力，你要表达你的骄傲和自豪。如果你注意到，他看起来不是很喜欢某些活动，明智的做法就是和他的老师探讨一下，看看你能在家里做些什么让宝宝对这些活动起兴趣。在宝宝3岁的时候，对和妈妈分离的恐惧感会依然很强烈。你可以按照上面的指导原则去做，并确保宝宝在情感上、身体上，以及心理上都做好了进入托儿所或者托管中心的准备，这会防止与妈妈分离成为入托的一个难题。

宝宝的行为

“服从”这个词，正如“纪律”一样，对很多家长而言，他们都会联想起一幅严厉的景象。宝宝两岁的时候，要对他多一些宽容，因为他还没有真正意义上懂得“对”与“错”的概念。然而，在宝宝3岁的时候，几乎所有的父母都要求他在一定程度上懂得服从，很多父母开始要求他们的宝宝按照他们所说的去做，这样就会出现一个很实际的问题。像“把你的玩具收拾起来”、“我们上楼去洗澡吧”以及“把你的衣服脱下来”这样的简单而且合理的要求也会遭到宝宝的完全抵制，父母和宝宝开始较劲，父母责备宝宝淘气和不听话，最后只是以宝宝流着眼泪收场。

简·尼尔森说："一个行为不端的宝宝只是一个气馁的宝宝罢了，当我们明白了这种行为之中所隐含的信息时，更有效的方法是纠正宝宝的这种行为，让他们回归正途。这样的宝宝是想让我们知道，他自己没有归属感和重要性，并且对于如何找回归属感和重要性，他都抱有错误的观念。"她建议，帮助这种行为不端的宝宝最好的方法就是鼓励。当这种沮丧感被消除之后，他的不端行为的动机也就消失了。

她引用了鲁道夫·德雷库尔的话来说明，这位发展了阿德勒心理学的专家说道"宝宝是很好的观察者，但是却是很差劲的阐释者"。尼尔森进一步解释了这一点，宝宝的行为是基于他们所认为正确的事情，而不是事实上正确的事情上的。

我认为，宝宝的这种所谓的不听话与不端行为，很大程度上是由于父母传递了容易混淆的信号。下面是我提出的关于改善宝宝行为的一些建议：

• 德雷库尔曾说道，宝宝需要鼓励正如植物需要水一样，没有鼓励，他们简直就无法生存。他认为，在帮助宝宝成长的过程中，鼓励是父母所需要学习的最重要的技巧之一。要经常表扬宝宝的长处，而不要总是批评宝宝的缺点，尽量去着眼于事情的积极一面，而摒弃其消极的一面。在他表现得很好的时候，你要表达出你是多么的高兴。提醒他记起过去表现良好的时候，要比让他想起曾经表现不好的时候能更好地鼓励他做出良好行为。

• 祖父母用小礼物和特殊的待遇来溺爱宝宝只是事情的一个方面，但是在一些事关宝宝的行为方式和礼貌的方面，祖父母应该也遵守你们的规则。否则，就会让宝宝感到困惑并导致家庭内部的冲突。一个快乐和宽松的家庭环境，也要有着清晰的行为规范，这样的家庭环境要比一个充满紧张和冲突的家庭更容易使宝宝有自信和修养。

• 坚持按时洗漱、休息会促进宝宝与家长的协作。前后不一的规则和限制会让一个3岁以下的宝宝感到困惑，并导致其不端行为。我还是会建议家长坚持固定的吃饭时间，并避免睡觉太晚。如果因为家里有客人，或者因为爸爸在家，就改变吃饭时间并且顺延睡觉时间，很容易让3岁以下的宝宝感到迷惑。

- 作为父母，要确保所设制的规则和限制对宝宝的年龄而言是恰当的，避免规矩太多。要集中精力培养宝宝在一些重要事情上的配合，比如准备睡觉，自己穿衣服，以及在街上要拉住你的手等。避免制定那种需要让宝宝静静地坐很长时间的规矩，比如，指望一个3岁不到的宝宝在大人吃午餐的时候静静地坐着，这是不公平的。

同样，毕竟宝宝太小，不能自己主动地去做事情，但是父母也可以鼓励这个年龄段的宝宝帮着收拾玩具和衣服。

- 如果在公共场合行为不端就可以逃脱惩罚的话，宝宝就会很快明白这一点，并且把这当成一种优势来利用。因此，如果宝宝在商店，餐馆，或者你的朋友家里表现得很不好，无论当时你感到多么的尴尬，最好还是以在家里的方式来应对他在公共场合的不听话。

- 确保宝宝已经正确地听到并且理解了你的要求。有一种情况很常见，父母隔着屋子喊话，告诉宝宝午餐或者晚间茶点再过5分钟就要准备好了，当父母走过来时，却看见宝宝正全神贯注地玩着某个游戏，在提前叫他之后还是拒绝过来吃饭。遇到这种情况的时候，父母最好打断他几分钟，蹲下来，处在和他一样的高度上，使他能够看见你的表情，并且能清楚地听到你说的话。让他重复一遍你希望他在5分钟之后要做些什么。有时可以拿一个厨房定时器，设定为5分钟之后响起，让它起一个提示的作用。同时，小红花表格也是一种很有效的方法，它可以用来鼓励宝宝与你配合，也可以鼓励宝宝的良好行为。

- 一个2岁多的宝宝，倘若经常在婴儿车或者汽车里，没有足够的活动时间，没有呼吸足够的新鲜空气，那么他更可能烦躁和闹腾，也更可能不听话地满屋乱跑。每天在空气新鲜的环境中跑动跑动，对所有的宝宝都大有好处。

2岁时，大部分所谓的宝宝不听话的行为都可以归咎于沮丧感，以及对于正确和错误之间的区别缺乏理解；因此惩罚并不是一项有效措施。然而，在3岁的时候，宝宝开始对他人的期待有了更深刻的理解，也开始更深刻地理解什么是可以接受的行为，什么是不可以接受的行为。

家长如果能够在建立宝宝自尊心，鼓励宝宝独立，以及教会宝宝在听话之间找到正确的平衡点，那么他就很少被诉诸于惩罚措施。然而，即使是很少会采取惩罚措施，家长也应该事前就商量好并且达成一致，在宝宝出现不端行为时应该怎么来处理。这是很值得注意的。

你问我答

Q 我们22个月大的儿子是双方老人唯一的孙子，一直被双方老人娇惯着。现在出现的问题是，他开始变得越来越挑剔，而且，如果想要什么得不到立即满足，就很容易大发雷霆。我和丈夫对不要过分惯着宝宝都有着很严厉的观点，我们不让他吃太多的糖，不让他看太多的电视。但是，爷爷奶奶或者姥姥姥爷认为顺着他也是可以接受的，他们在的时候，想要什么就可以给他什么，想干什么就让他去干。他们说，这些越来越多的坏毛病都是正常的，所有宝宝都会经历这样的阶段；在他想要吃糖或者想要看电视的时候，我们不允许，他们就说我们对宝宝太无情了。我现在都害怕他们来家里，因为他们一过来就带着好几袋糖果，很多新的动画片或者玩具，在他们走的时候，宝宝极其兴奋地大嚼特嚼着垃圾食品，同时，由于过度兴奋的刺激，晚上安顿他上床睡觉又成了一场噩梦。

A 宝宝能很敏锐地感知到谁会对他们让步。对于父母，眼看着自己的管教方式被祖父母或外祖父母对宝宝的溺爱所打乱，没有什么比这个更让人感到沮丧的了。对那些面临这种困境的父母，我建议他们和宝宝的祖辈讨论一下。选一个宝宝在睡觉或者在被其他人照顾的时候和他们商量一下，因为这个时候大家都比较放松。你要确保爱人和宝宝的祖辈也在场，这样就不是由你和婆婆来讨论这个事情了，因为那样的讨论看起来更像是一场批判。先从好的方面开始谈，赞扬宝宝的祖父母帮着带宝宝的热情和他们的慷慨大方。然后解释给他们听，你们夫妻俩都认为如果他们能配合一下，让宝宝少吃些糖，实际上对宝宝是更有帮助的。你要告诉他们，你的担忧来自于最新的关于少吃糖的研究结果，有1/5的5岁以下的宝宝有蛀牙，描述一下你认为多吃糖会对宝宝造成的不利影响，比如宝宝不喜欢吃有营养的饭菜了，而吃糖上瘾又引发了很多宝宝的不端行为。

你的解释要让宝宝祖父母觉得他们可以惯着孙子，但是宠爱是可以采取另一种方式的，比如在睡觉前给他多讲一会故事，或者在特别的游戏时间和他一起玩，而不是采取给他吃糖的方式。这样的解释总是会对事情有所帮助的。把对待宝宝的方式置于一个正确的轨道上，那么大多数祖父母都会理解的。你可以解释给宝宝的祖父母听，宝宝现在总是期望从他们那里得到礼物，结果使你们感到羞愧，因为你宁愿宝宝在看到爷爷奶奶时变得很高兴，而不是看到了爷爷奶奶给他带的礼物才感到开心。即使宝宝的祖父母会有一点不高兴，他们也会接受这种建议。因为这是你所希望的培养宝宝的方式，而且当宝宝知道了哭鼻子和表现不好是不值得奖励的时候，爷爷奶奶也会看到他的进步。

关于惩罚

某一阶段，宝宝故意地不听话时，父母都必须下决心采取恰当的惩罚措施。父母双方如果在一些问题上不能达成一致，比如应该受惩罚行为的衡量标准，以及惩罚的方式等；那样就会向宝宝传递一种互相矛盾的信号，让宝宝不知道什么行为是可以接受的，而什么是不能接受的。在我的经验看来，这样的父母通常最后会宠坏宝宝，而且让他喜欢耍滑头。

3岁那年，宝宝要从父母那里迈出更加独立的第一步，那就是进入托儿所。一个宝宝，如果在家里就没能学会配合他的父母，他在适应托儿所生活和听取其他大人的指令时，将会有一段长得多的困难时期。所有的宝宝都会时不时地通过故意淘气来试探父母，因此，某种形式的惩罚是必要的。

关于打宝宝

20年前，对付不听话的宝宝，父母常常当即给他一巴掌，这被认为是再正常不过的法子。而今天，护理专家和父母的意见对于打宝宝是否是对付宝宝不端行为的有效方法这个问题存在着分歧。很多儿童心理学家认为，打宝宝只会让宝宝认为，暴力就是解决失控局面的方法。在奥地利、芬兰、丹麦、德国、挪威、瑞典等国家，打宝宝已经是违法行为了，这也许会让家长仔细考虑是否应该把它作为一种惩罚的方式。迄今为止，英国政府顶住了种种压力，没有颁布法令去禁止父母打宝宝，因为他们不想“干预正常家庭生活”。

我认为，大多数打宝宝的父母之所以这么做，是因为当时他们觉得无法控制局面，脾气就爆发了。我的一个客户，从来就反对打宝宝，但是她却狠狠揍了她4岁的儿子，因为在贝特西公园，他故意把他18个月大的妹妹推进了养鸭子的池塘；另一个客户也打了宝宝，因为她3岁的女儿跑上了伦敦一条繁忙的街道中间，致使所有的交通都突然中断。

在这两个例子中，我能理解这两位妈妈都会打宝宝的原因，我也会同意克里斯托弗·格林的观点。那就是，为了避免宝宝受到更大的伤害，保证宝宝的生存和健康，打了宝宝并且由此给他造成的情感上的小小创伤，是必须付出的小小代价。正如他说的一样，给宝宝一巴掌会让他更深刻地记住爬上一个很高的阳台是不允许的，这要比和他一起民主地探讨，告诉他爬阳台是危险的，下面离马路有50米高，他可能会掉下去摔成重伤等要好得多。

我的客户中，曾经有一小部分家长把打宝宝当成一种固定的惩罚方式。我的观点是，作为一项惩罚措施，打宝宝的作用很有限，那只会让宝宝的行为方式更激进。我相信，还有比打宝宝有效得多的惩罚方式。当决定一种合适的惩罚方式的时候，有一点是很关键的，那就是你最终选择的那一种方式应该是恰当的。举个例子，对于一个总是把饭菜扔在地上或者总是在墙上乱画的宝宝，最好的惩罚方式是让他把他弄脏的地方收拾干净，而不是让他罚站。同样地，对于发脾气乱扔玩具的宝宝，家长应该把他扔掉的那些玩具拿走一小段时间。

此外，还有一点是很重要的，那就是要告诫宝宝，如果继续不懂规矩会受到怎样的惩罚。一个恰当且坚定的口头警告通常会节省你很多力气，让你不需要再动用进一步的惩罚措施。

口头警告

口头警告宝宝的时候，要让他集中注意力。如果他想跑开，你要按住他，让他坐在一把椅子上，握住他的手，告诉他你为什么不高兴。

面对不满3岁宝宝的时候，要注意解释得简短些。我见过很多这样的情景，父母给非常小的宝宝讲着长篇大论，告诉他什么是不能被接受的。在这样的长篇大论中，他们自己也会越来越烦躁。如果宝宝的不端行为中包含着危险因素，父母一定要解释给宝宝听，某些事为什么绝对不能做。但是对于一些普通的不守规矩的行为，比如往家具上面跳，或者把书、衣服等扔在地上等，则可以轻松地来应对。你可以这样对他说："妈妈不会那样做，爸爸也不会那样做，汤米也不准那样做"，尽量避免说"汤米真淘气，他不准那样做"这样的话。

你的警告是否会起作用，在很大程度上取决于你的语气和表情。我总是听到家长严厉斥责的声音，听起来就像是在给宝宝提要求一样，这种方式对行为不端的宝宝的作用很小，或者根本就没作用。我建议，家长不要对着宝宝吼叫，应该稍微提高你的声音，用你的语气和眼神来表达你对他的行为是多么地不高兴。

宝宝必须要了解他不端行为的后果，不要让你的口头警告变成苍白无力的威胁。一个宝宝，如果总是受到这种威胁，很快就会认为父母没有要惩罚他的意思，他会变得更不听话。如果在你给出了非常坚定的口头警告之后，宝宝还是继续着他的不端行为，那么就应该立即采取适当的惩罚措施。

在做错了某件事几个小时之后，家长还没有采取惩罚措施的话，只会让宝宝感到困惑，因为3岁以下的宝宝还没有掌握时间的概念。（关于如何教授宝宝时间概念，相关详细建议，请参照本书第40页）。一旦他被惩罚之后，家长就不要再次提起他的不端行为和所受的惩罚。总提及宝宝过去的不端行为，并且总用诸如“淘气”、“恶心”、“笨”、“愚蠢”或者“傻”之类的词语，都不利于改善他的这种行为，只会导致他感受到自己的不足，最终让他变得更加叛逆。家长的口头教育没有达到想要的效果时，有两种最有效的惩罚方式可以选择，罚站或者取消他的一种待遇。具体采用哪一种方式取决于宝宝的年龄，和造成他的不端行为的原因。

罚站

我认为，短时间的罚站是对付不端行为的最有效方法。3岁以下的宝宝都喜欢一直不停地活动着，也喜欢和其他宝宝在一起玩。正因为如此，短时间的孤单，是让一个行为不端且难以自控的宝宝平静下来的最快捷的方法。这也可以教宝宝懂得破坏规则的后果，以及让他知道必须为自己的行为负责。

护理专家对于应该在何地罚站这一问题并没有达成一致。其中很多人反对在卧室罚站，因为宝宝会把这个房间与惩罚和恐惧联系在一起，从而会引起睡眠问题。所以有人建议，不要让宝宝在卧室罚站，而是让他坐在“罚坐台阶”上，或者把他们放在“罚站墙角”。在我的经验看来，这些都基本起不到作用。我赞同理查德·菲尔波尔的观点，卧室是罚站的最好地方。正如他在《解决宝宝睡眠问题》一书中所提及的那样，“如果让一个宝宝在卧室罚站就会耽误他睡觉的话，那么也可以推知，把他放在浴室罚站的话就会耽误他洗澡，放在餐厅里罚站的话就会耽误他吃饭，放在客厅里罚站就会耽误他坐着，放在厨房里罚站就会耽误他洗碗等。我选择客厅来罚站，因为那里足够隔音，而且离屋子的其他地方比较远，能让双方都有空间来平静下来”。

对于一个不听话而且不理会家长口头警告的宝宝，家长应该在局面完全失去控制之前把他带到卧室里去。在决定罚站之后，你就要迅速而且平静地执行。如果必要，对那些反抗并且尖叫的宝宝，家长可以把他抱到卧室去。越快地把他抱到卧室并且放在那里，他就会越快地平静下来，你也就越不会因为情绪失控，而对他喊叫唠叨，或者与其争辩。父母越是尽力去给一个急躁而不听话的宝宝讲道理，情绪失控的情景就越会发生。

罚站的目的是让宝宝有机会平静下来，并且让他意识到和其他的小朋友一起玩耍是多么愉快的事情，同时让他了解在和他人共处时的不端行为是无法容忍的。要做到这一点，最快的方法就是让他自己待一会，并且提醒他只要他平静下来，他就可以回来玩。

然而，我并不认为让沮丧的宝宝一个人长时间待着会有什么好处，因为这样会让他变得歇斯底里并在屋子里胡乱折腾。我倒愿意给他3~5分钟的时间，如果他还没有平静下来的话，我会回到房间提醒他：如果愿意乖乖的话，我就让他出来。宝宝的答案几乎总是会是“好的”。因此，我会让他出来，但是如果他又开始不端的行为，我就会重复整个过程。对于一些宝宝而言，这个过程会被重复很多很多遍，但是最终他们会明白一点，那就是，如果不听警告的话，结果就是会被带回他自己的房间去。

取消某种待遇

宝宝快满3岁的时候，可以使用比较简单的惩罚措施——取消某种待遇。因为这个年龄阶段的宝宝对于时间没有太多的概念，所以作为惩罚措施的取消待遇必须要立即执行。如果早上行为不端，你却限制宝宝晚上看动画片，或者取消下午去游乐场的行程，这样是不会有效的。在一些特定的场合中，当宝宝行为不端的时候，立即取消某种待遇的措施会起作用。比如，一个宝宝，故意毁坏玩具或者书本，或者在餐桌上乱画，家长就可以把相关的东西全部拿走，在那一天剩下的时间里不再让他接触。同样地，一个宝宝，如果在吃饼干的时候总是到处乱跑，就把他的饼干拿走；一个宝宝，如果在游戏日活动里表现不好的话，那么就把他带回家。

在惩罚的同时，家长也要给宝宝以口头警告，告知他如果继续行为不端的话，会产生什么样的后果。如果你发现，宝宝总是因为不端行为而受到斥责或者惩罚，就要仔细从宝宝的行为和惩罚方式两方面来考虑一下根源所在。还有一个可取的建议就是，如果对宝宝的不端行为有着某种忧虑的话，你可以和卫生随访员探讨一下，他能告知你的担心是否有依据，这样也可以让你放下心来。

【典型案例】

姬玛，27个月大

露辛达有两个宝宝，27个月大的姬玛和3个月大的乔治。在她联系到我并向我求助的时候，她已经到了忍耐的极限。她发现她自己很难同时应付两个宝宝（她的丈夫早上上班很早，并且需要工作到晚上很晚的时候），她感到十分沮丧，以至于她的医生给她开了抗抑郁的药物。我答应花费一周的时间来接触她的家庭，帮助她给乔治确定一种作息规范。

在我到达她们家的那天晚上，露辛达更全面地向我解释了她的困境。每天夜里，乔治要醒来吃奶3~4次，白天的大部分时候，他都会发脾气。姬玛夜里不会醒来，但是到了睡觉的时候，很难安顿她入睡，通常不到夜里10:00或11:00，她是睡不着的。自从有了她弟弟之后，姬玛就拒绝睡午觉了，而且白天也要大发好几次脾气。

作为一个产科护理员，我需要帮助乔治建立一个正常的进食和作息规律，我建议露辛达彻底休息一下，让她第二天完全不要管这两个宝宝，对于这样的建议我感到很抱歉。但是我也知道，她的抑郁情绪可能会让问题显得比实际更加糟糕，我很有信心地宽慰她，在第二天我会很轻松地应对这两个宝宝。

第二天早晨，露辛达满怀焦虑地与我告别。我开始坐下来，告诉两个天使一般的宝宝我们将会度过多么精彩的一天。我计划了很多活动，像手指画，做曲奇饼干，去公园野餐等。

到下午5:00的时候，我终于完全明白了为什么早上露辛达走的时候显得忧心忡忡。仅仅几个小时之内，我就由一个冷静自信的儿童护理专家变成一个喋喋不休的落魄者，我所安排的一整天的愉快活动最后无疾而终，家中缎子面的黄色沙发被宝宝涂上了鲜艳的红色染料。在画画涂颜色的时候，姬玛试图把一截大蜡笔塞进乔治的嘴巴里，画画的环节就这样草草收场;在公园野餐的时候，姬玛不知道怎么把她的便携水壶盖子给打开了，把苹果汁溅了乔治一身。

为了护着乔治，不让姬玛总对他动手，我只好不停地给乔治挪地方，不停地把他抱在手上。但是，正如我总给家长提的建议那样，我没有动手打宝宝。

两个宝宝整个白天都没有睡，洗澡的时候他们歇斯底里地尖叫着。那天晚上带他们上楼，就好像背着两只尖叫的小猩猩攀登珠穆朗玛峰。我要给乔治调整进餐环节的计划也被抛到九霄云外去了。傍晚的时候，我数了数，家里一共有8瓶喝了一半的牛奶。

那一天晚上我暗暗发誓，无论再有哪一个母亲多么崩溃多么灰心丧气，我都不会出来帮着护理那些较大的宝宝了。剩下的日子里，我集中精力来调整乔治的进食习惯以及作息问题，那周结束的时候，他已经有了一个良好的作息规律，白天快乐安逸，晚上7:00的时候，很容易就安排睡下，11:00喂一次奶，然后就一觉睡到第二天早上6:00。然而，据我的观察，我怀疑露辛达在吃力地应对着姬玛的大发脾气，以及睡觉和吃饭的麻烦局面的时候，是否有足够的时间和精力去保持乔治的作息习惯。这种怀疑最终被事实所验证了，我离开仅仅几天后，我就接到了一个电话，电话里是露辛达近乎歇斯底里的声音。她求我再去他们家待上一周，因为乔治又开始半夜醒来了。我很巧妙地告诉露辛达，我再回去其实没有意义，因为问题根本就不是出在乔治的身上。他是我所带过的最省心的宝宝之一，但是，如果要给宝宝维持一个良好的作息规范的话，即使是非常省心的宝宝也需要投入一定的时间和精力。这一点对于露辛达的案例而言是不大可能的，因为姬玛不太省心，而且有一些坏毛病，这让露辛达几乎没有时间去顾及乔治。听着露辛达在电话里哭泣的声音，我不禁心软了，于是我同意再回去照看乔治一周，但是我有一个条件，那就是我们必须要排除姬玛的干扰。

那一天晚上，我和这一对父母坐下来讨论应该如何来改善姬玛的不端行为。根据我之前一周对姬玛的观察，认为造成姬玛行为不端的主要原因是他们夫妻二人在面对不听话姬玛，特别是在处理吃饭和睡觉时遇到的一些问题时，没有采取一致的措施。下面列出了姬玛极其不听话的原因，并且我也给姬玛的父母提出了一些建议，用以改善这种局面。

睡眠时间

- 我认为姬玛白天很多不好行为的主要原因就是晚上睡觉睡得太晚了。最近的研究表明，像姬玛这么大的宝宝，如果晚上的睡觉时间少于10小时的话，就很容易出现激进行为和其他不端的举动。我建议应该把姬玛的睡觉时间提前一些，具体的方法可以参照本书第33页上面关于应对宝宝睡觉过晚的计划。过了两周之后，父母逐渐地把她睡觉的时间提前，最终，她在每晚7:30时候就很愉快地睡下了。

- 造成姬玛作息时间不规律的主要原因是她不想睡觉和睡觉过晚。之所以有这样的不规律的作息，是因为她的父母各自按照自己的套路去安顿她睡觉。每周有两三个晚上露辛达的爸爸回来早一些，他会去安顿姬玛睡觉。虽然露辛达一再恳求，他还是会和姬玛进行一些剧烈的活动或者游戏。当到了洗澡时间的时候，姬玛玩得正在兴头上，他爸爸就不得不再想出一个游戏来哄她上楼。他会扮演一架飞机，让姬玛骑在脖子上，满屋子地跑，最终带着姬玛跑上楼进入浴室。洗澡时和穿衣服时，这种游戏和这种兴奋劲头还在持续。虽然姬玛已经能够熟练地自己穿脱衣服了，但是因为过于兴奋，这一切只能由她的爸爸代劳。所有这些环节会花费很长的时间，以至于在晚上8:30之前，姬玛很少能躺在床上。她非常兴奋，很难安顿，想要一个接着一个地听故事，还要多喝一杯牛奶，还要爸爸再抱抱。在她最终睡着之前，这些事情通常又要花费2个小时。那些露辛达一个人在家的晚上，在用过晚间茶点之后露辛达要陪着姬玛满屋跑，以及让姬玛骑在肩膀上“飞”上楼等，这些对于露辛达来说是做不到的。因为她还有个小宝宝需要照料。而对于姬玛而言，爸爸在的时候，安顿她睡觉之前会有很多乐趣，会做很多游戏，但是现在这些都没有了，她就开始哭鼻子，开始发脾气。在洗澡和睡觉的时候，姬玛常常放声大哭，并且不愿意躺在床上。费力照顾两个宝宝的露辛达感到压力巨大，不一会儿她也变得眼泪汪汪的。

我写下了一些指导原则，并告诉他们，无论晚上是谁安顿姬玛睡觉，都要遵循这些原则：

- 用过晚间茶点之后，就不要再进行剧烈的游戏或者活动，这会使姬玛变得过于兴奋。用过茶点之后一直到洗澡前的15分钟里，应该有一个或者两个家长陪着她，鼓励并且协助姬玛养成一种自己收拾玩具的习惯。可以用小红花表格的方法来鼓励姬玛这样做。

- 当到了上楼洗澡的时候，要给姬玛两个选择。她可以拉着爸爸或者妈妈的手迅速而安静地上楼，这样做可以再得到一朵小红花；或者由爸爸或者妈妈直接把她抱上楼放在婴儿床上，然后爸爸或妈妈下楼来抱她的弟弟。在晚上，爸爸和妈妈要分别安顿两个宝宝一起睡觉，这一点是很重要的。姬玛必须立即做出决定，爸爸妈妈既不要哄也不要骗。在夜里，如果她想让爸爸陪她玩耍的话，那么就立即把她抱起来，二话不说就直接抱上楼放进她的婴儿床，然后爸爸妈妈就下楼把她的弟弟也抱上楼。开始洗澡时，要鼓励她自己脱衣服，当她尝试着脱下大部分衣服的时候，奖励她一朵小红花。如果姬玛自己收拾起了玩具，很快地爬上楼并且试着自己脱衣服的话，那么就奖励她三朵小红花，小红花表格要挂在她卧室的门口。而三朵小红花就意味着一种奖励，她可以洗一个特别的泡泡浴。

进餐时间

- 进餐时间他们要行动一致，虽然这对于姬玛的爸爸妈妈而言是另一个大麻烦所在。当姬玛在进餐时间玩耍并且不想吃饭的时候，爸爸妈妈就要用汤匙喂她，当强制姬玛咽下一匙一匙的食物的时候，她通常会哭鼻子。在我的观察来看，两顿饭之间，或者就在吃饭的时候让姬玛喝过量的饮料，是导致她食欲不振的一个主要原因。

每当此时，父母还不切实际地希望姬玛能再多吃点，结果就是进餐时姬玛总是和爸爸妈妈较劲。我建议，只有她在进餐的时间才可以喝果汁。果汁要稀释了，没吃完一半饭菜的时候，果汁不要端上桌子。两顿饭之间，只让她喝水就可以了。还有，吃饭的时候一次给她盛得少些，比如，半根炸鱼条，加上1小块土豆，1块西兰花，再加上1匙扁豆就可以了。然后就让她自己静静地吃，不要哄也不要劝。在她吃完这些之后，可以让她少喝点果汁，然后再给她少盛一些饭菜。如果她某一顿饭不好好吃的话，那么在吃下一顿饭之前，不让她用零食填肚子。如果姬玛还想吃某些主食的话，那么这就是一个很大的进步，因为几顿饭下来总共吃的食物量是增加了。看到姬玛在饭量比较合理后，可以允许她自己决定每顿饭吃多少了。

日常作息

- 在姬玛的弟弟出生以前，露辛达认为自己已经为姬玛做好了所有的恰当的准备工作。虽然她能预料到在宝宝出生之后，姬玛会有一定程度的嫉妒情绪，但是对于姬玛的这些预想不到的行为，她还是感到毫无准备。有的时候，她对小儿子好点，亲亲抱抱，然后，姬玛就毫无征兆地变得非常具有攻击性，想要打她弟弟或者想要挠她弟弟。在我看来，在第二个宝宝还没有建立作息规范之前，姬玛的这种行为是比较常见的。刚出生的宝宝，他想吃的时候就能吃，被爸爸妈妈用提篮提来提去，在较大的宝宝看来这是对她的威胁。乔治睡觉的时候，露辛达就让姬玛走开一些，不许她靠近她弟弟，也不许她发出声音。一旦露辛达开始严格地按照我给乔治指定的作息规律去做，短休时，安顿他在婴儿房睡下，那么露辛达就可以定期地有专门的时间来关照姬玛。

我也建议，在姬玛想要去碰乔治的时候，可以鼓励她去挠他的脚心，告诉她，乔治非常喜欢她这样挠他。因为姬玛总是想去摸乔治，这样做可以转移她的注意力，这要比总呵斥她，不准她碰她弟弟的脑袋要好得多。

在她的爸爸妈妈按照我的建议做了几天之后，姬玛就像变了一个人一样，白天非常快乐，晚上又很容易就安顿睡下了。吃饭的习惯也大为改进，并且对乔治也不再有敌意了。我想，如果在乔治没出生之前，他的爸爸妈妈就鼓励姬玛学会很多技能的话，很多类似这种嫉妒心理的问题就都可以解决了。那样也能鼓励她更加独立，不那么依赖她的妈妈。

露辛达身边没有亲戚能帮着照管宝宝。我倒认为，如果能让姬玛习惯托儿所的生活，每周送去两三次，露辛达也会觉得照顾起两个宝宝会轻松一点。我认为，进入托儿所，对大多数2~3的宝宝都是大有好处的，因为那样会教会宝宝学会分享和适应集体生活。我发现，学会了这两项重要技能的宝宝会更加自信和独立，也就不太可能去敌视家里新出生的弟弟或者妹妹。

社交技能

第三年里，有两个问题是大多数家长都非常关切的，那就是宝宝没有礼貌并且不愿意和人分享东西。所有的家长都希望他们的宝宝对待他人有礼貌，有亲和力，又非常机灵。但是因为3岁以下的宝宝还是以自我为中心的，家长在培养这些修养的时候,需要经常地提醒他。家长要教会宝宝为自己的行为负责，并且理解做出不被接受行为的后果。家长越是这样努力，宝宝就越容易学会懂礼貌并且尊重他人的感受。关于如何鼓励宝宝懂礼貌并且尊重他人，下面的一些建议可供参考。

学会说“请”和“谢谢你”

满2岁的时候，即使词汇量还非常的有限，大多数宝宝也已经能够很好地理解别人对他说的话了。因此,在和宝宝说话的时候,一定要记住经常使用“请”和“谢谢你”。在宝宝刚3岁的时候,你需要经常提醒宝宝学说“请”和“谢谢你”，但是在快满3周岁的时候，要慢慢地减少提醒他的次数。当宝宝满3岁的时候，就可以换一种说法来提醒他了,可以有规律性地问“那个有魔力的词是什么？”如果宝宝在提出要求时忘记了说“请”，就完全不要理会他，这会让他很快学会说这个词；同样地，在他从你手上拿到某个东西的时候，如果他不说“谢谢你”，就不要松手，这样会让他懂得这些词语的重要性。这一年里，你应该教会宝宝学着画一些图片，作为感谢信寄给那些曾经送给他礼物的人。这些礼物或是来自于亲朋好友的馈赠，或是在他过生日或者参加其他聚会时所得到的。

进餐礼仪

由于现在生活节奏快，一家人坐在一起吃饭的机会都很少了。宝宝对在社交场合用餐的第一印象就是看着他们的父母一边做着其他的工作，一边大嚼特嚼着一个三明治或者现成的食物。如果你还没有准备好教授宝宝用餐礼仪，那么尽量每天有一顿饭是和宝宝一起吃的。这是教会宝宝用餐礼仪的最好的方法，因为宝宝从榜样那里学习的效果是最好的。宝宝如果看到父母在一起用餐时互相礼让致谢的话，他就更可能在一个很小的年龄就学会很好的餐桌礼仪。我曾见过，3岁的宝宝就常常会说“谢谢你”和“请”，而且还会评论饭菜是多么的好吃；我也见过，一个5岁大的宝宝依然需要别人提醒说“请”和“谢谢你”，依然会毫不犹豫地对饭菜嗤之以鼻，粗鲁地说着饭菜简直就是垃圾。我从没见过这样的宝宝能够学会进餐礼仪。

能正常并且愉快地用餐的宝宝要比那些不好好吃饭的宝宝能更快地学会用餐礼仪。如果一个宝宝原本就没有很好的吃饭习惯，而家长又一次性地向他灌输太多的规则，只能导致更多的用餐问题。父母应该尽量让吃饭的时间轻松愉快，但是，在吃饭的时候，也要尽量避免分散宝宝的注意力，比如在吃饭的时候还开着电视机。

第三年里，吃饭的场面开始变得整洁。这个时候，宝宝也开始理解乱扔饭菜或者把汤汁洒出来是无法接受的行为。在吃饭的时候偶然的一些意外事件是可以原谅的，但是如果宝宝故意把饭菜丢到地上，就应该好好地教育他。然而，对这么大的宝宝，家长因为他吃饭的时候总把嘴巴张着，总把杯子举着，或者把胳膊肘放在桌子上等而批评宝宝的话，也是极其不理性的。

尽管宝宝确实需要理解好和不好的就餐礼仪之间的区别，但是指望让他一下子学会所有的技能也是不公平的。因此，家长可以一次教会他一种技能。一旦宝宝能够掌握并做到某种技能，比如喝完水就把杯子放下，或者吃饭的时候把嘴巴闭上，嘴里有东西的时候不出声等，家长应该给予大量的赞扬。在用餐的时候，至少要把某些食物放在桌子中间的盘子中。这对于鼓励宝宝树立良好的用餐礼仪以及学会与人分享而言是一种非常好的方法。在你和爱人之间传递食物的时候说一声“谢谢”或者一个“请”字，同时赞美一下饭菜的味道是多么的好，这样的行为示范最终将给宝宝树立一个良好的榜样。在用餐的时候，父母可以讨论一下不同食物的形状、大小，以及颜色，这样可以培养宝宝的语言表达技能。对于大一点的宝宝而言，父母这样做可以让宝宝了解不同食物的生长过程，以及不同食物的原产国。父母用餐时间的一些讨论可以让用餐变得更有趣和更愉快，而且这也是宝宝学习在社交场合用餐礼仪的一部分内容。但是，必须记住一点，当宝宝正在吃东西的时候不要问他问题。如果宝宝还没有把他嘴里的东西吃完，就不要让他加入你们的讨论。如果他从没有看见你们在嘴里有东西的时候说话，那么最终他也会明白，嘴里有东西的时候说话是很粗鲁的行为。

Q 我儿子2岁半大，以往在吃饭的时候都很乖，但是最近有一次，我们在和他奶奶用下午茶的时候，他意外地打翻了他的果汁。奶奶是一个非常古板而严厉的老人，给了他一个很严厉的脸色，说他是个淘气的宝宝，这让他放声大哭。我认为这件事情确实就是一个偶然，宝宝不应该因为这个而受责备。他是一个非常敏感的宝宝，于是我立刻走过去安慰他，他却变得越来越狂躁不安。这件事情引发了更大的争吵，而更糟糕的是，我的丈夫和他的母亲看法是一致的。宝宝的奶奶坚持认为，在他这个年龄的宝宝就应该懂得事事小心了。

从那以后，就餐时间就变成了一场噩梦，特别是当我丈夫在场，宝宝吃饭喝水时，总是在不停地提醒他要小心要仔细。现在，我儿子常常会把果汁溅出来，或者会把饭菜撒出来，而我丈夫总是说他就是在淘气，想用这样的方式引起关注。而我现在也实在无法确定出现这样的行为是因为宝宝在吃饭的时候有压力，还是只是因为他确实很淘气。我怎么才能明白是什么原因导致了他行为的变化?

A 我当然同意你的观点，你婆婆用错误的方式处理了这个偶发的意外事件。但是，你的儿子总会遇见这样一些人，他们处理某些事情的时候有着很严格的规矩。所以，对你儿子而言，非常重要的一点就是，如何去和这些人相处。因为这些人处理事情的方式与他父母不同。我认为，去安慰你儿子的做法是正确的。但是，从长期来看，如果让他去和奶奶道歉，告诉奶奶他不再那样做了，效果会更好，要比你和你婆婆发生争吵要明智得多。一旦你要离开，通常可以这样宽慰儿子，让他不要那么在意这种事情，“奶奶的确严格了一点，不是吗?可是妈妈小的时候，如果打翻了妈妈的奶奶的果汁，妈妈的奶奶也是这样对妈妈的。下次我们去奶奶家的时候，只要更小心一些就可以了”。

非常不幸的是，大家把注意力都集中在这个事件本身，以至于很难去界定，你的儿子现在在餐桌上的行为，是由于在吃饭时的压力所引起的，还只是因为他想引起别人的注意。 或许这两者的原因兼而有之。我的建议是，当他把饮料或者饭菜洒到地板上的时候,你和你的丈夫都要保持平静。你们可以这样说："宝贝，羞羞，你弄洒了你的果汁。妈妈会去拿一块抹布来，我们一起来把它收拾干净吧。"

如果他不愿意这么做，那么你们可以对这个意外事件表示同情，但还是必须坚持让他帮着收拾干净。如果有必要的话，可以告诉他，妈妈后背今天很痛，不能弯腰，够不着地面，所以他必须自己来清理干净。如果你一再坚持的话，宝宝最终也会明白，你和他的爸爸不会因为这件事大发脾气，但是也不要对他抱有再多的同情。他更会明白，他的行为确确实实会产生后果，而他自己必须为这种后果负责。在处理宝宝吃饭的问题上，小红花表格也不失为一种非常好的办法，每次就餐时，如果他吃东西和喝饮料没有洒出来，就奖励他一朵小红花。如果在表格中的某一项得到了一定数量的小红花，就奖给他一块特殊的甜点或一块冰激淋。但是要记住，只有他表现良好的时候，才能给予他这种奖励，而不要把这种奖励当成一种贿赂，在他没有做任何事的时候就给他。

关于打断谈话

对一个未满3岁的宝宝，要告诉他，在你和朋友谈话的时候，或者在你打电话的时候，打断你的谈话，是一种非常不礼貌的行为，这样做实际上没有任何意义。

因为前面我们已经讨论过，在宝宝满3岁之前，他们无法理解时间概念，因此他们也不会明白等待一段时间意味着什么。我所认识的大部分家长都承认，在他们需要打一个非常重要的电话，或者要进行一次非常重要的谈话的时候，会用某种贿赂来哄着宝宝。比如让宝宝看动画片，让宝宝喝饮料或者果汁，给宝宝吃饼干等，通常这些做法可以保证他们的谈话10分钟之内不被打断。

正如大多数社交技巧一样，要让宝宝掌握这种技巧，最好的方式还是通过榜样的力量。当你有事情需要找他的时候，要有礼貌地接近他。这样会让他知道粗鲁地打断别人是不礼貌的，也会对他学会这种社交技巧有很大的帮助。

如果宝宝在和他的朋友玩而你想要和他说话时，如果你想引起他的注意，就要像对待大人一样对待他。要以一种很尊重他的方式来引起他的注意。不要隔着房间，就喊叫着向他下命令，或者问问题，你要走到他所在的地方，或者弯下腰，眼睛看着他和他说话。每一次你想要引起他注意时，尽量使用同样的简单的手势，一旦他的注意力被吸引过来，你就可以提出你的要求了。

同样地，当他想要引起你注意的时候，你要作出恰当的回应。每当你有事找他，需要引起他的注意时，你要使用相同的手势;并且在他有事找你的时候，你要鼓励他也采用相同的方式。这样能很快就教会他在你谈话的时候等上一两分钟，直到你把话说完。

穿衣服

3岁的时候，除了不能够应付钮扣和拉链之外，所有的宝宝都能够自己穿脱衣服了。如果父母仅仅是为了图省事就自己代劳，对培养宝宝的独立性毫无帮助。早晚以及吃饭的时候，要多留出一些时间，以便你来耐心地指导和鼓励宝宝自己把这些事情做完。

如果按部就班地教宝宝穿衣服脱衣服，他就不太可能感到沮丧或者枯燥。一旦他能够自己脱下袜子和长裤的时候，就可以进一步教他脱下袜子、长裤、短裤等。当你教他穿衣服的时候,也要采用相同的方法。为了培养他的独立性，可以让他选择他想穿的衣服。但是，要对他的选择作出一定的限制，以便局面在你的可控范围之内。

Q 我2岁半的儿子总是不愿意自己穿衣服，为了节省时间，我一般都会帮他穿。我应该怎样做，才能让他对自己负起更多的责任呢?

A 这个年龄的宝宝，白天更容易接受新的技能。因此，建议你在每周不是很忙的时候，开始训练，每周要做1~2次。举个例子，假如宝宝现在还需要睡午觉，他睡醒之后，不把他的长裤穿上，就不准他下楼。随着他技能的增长，你要逐渐教他完全自己穿衣服，而不再是你帮着穿衣服。由于没有送宝宝上学或者准备早餐的压力，你和宝宝都能够平静并且坚决地来处理这项任务。通常承诺带他去当秋千或者去散步，也可以提高他的积极性。如果宝宝在白天不睡觉，依然可以把午餐之后的时间利用起来，我把这段时间叫做“安静时间”。对于宝宝的这种情况，我会试着说服他。如果他愿意只穿内衣裤上床睡觉的话，那么我就会给他读一个故事。但是，如果他确实不需要睡觉的话，我会照着书上读出来：“不需要睡午觉的宝宝都会自己穿衣服”。

然后，我会让他从穿一件衣服开始练习。一周之内，让他能够完全自己穿衣服。

睡眠

虽然2~3岁的宝宝每天睡觉的时间已经开始减少，但是，还是要保证他们每天晚上至少睡10个小时，或者更长时间。最近的研究表明，每晚睡觉不足10个小时的宝宝更容易出现进攻性的行为或者不端行为。通常情况下，让宝宝比平时早睡半个小时就会让他晚上多睡半个小时。

取消午睡时间，采用安静时间

如果宝宝在2~3岁之间，并不需要睡午觉，我建议，在吃过午饭之后把他带到他的卧室，静静地给他读故事，或者让他安静地玩会玩具。对于一个家庭而言，每天至少要有一段时间，可以让你和宝宝都静一静，这也是至关重要的。即便宝宝不愿意回到他的房间，也要让他在这段时间内不要在家里又跑又叫。当然了，如果家里有客人，或者你要外出，这就做不到了。但是总体而言，平日里，能有一点空闲时间，妈妈都是非常欢迎的。我经常发现，那些看似已经不再睡午觉的宝宝，只要有一段安静的时间，他们每周也会睡上1~2次。这些额外的睡眠时间极大地改善了宝宝的行为习惯，因为它缓解了积累了一周的疲惫。

将宝宝换到大床

一般而言，宝宝未满3岁时，还是要让他们睡在婴儿床上。如果家里又要有宝宝出生的话，就要同时容纳两个宝宝。建议你可以从朋友那里借一个婴儿床。现在，很多人对于这种情况的建议都是，给新宝宝买一个新床垫。这样，大宝宝可以睡在借来的婴儿床上，同时还能继续使用他原来的床垫。我认为，对于家里新出生的宝宝，较大的宝宝确实有很多方面需要适应。但是，同时我也认为，此时并不是给他换床的最佳时机。如果家里刚刚新出生一个宝宝，尽量要等到新宝宝几个月大的时候再给较大的宝宝换床。建议可以让大宝宝睡在睡袋中，再把他放在婴儿床上，这样能够保证他不会爬出来。

等到了必须给大宝宝换床的时候，并且家里有足够的空间，大宝宝还在婴儿床上睡觉的时候，可以把大床搬进他的房间。在晚上给他讲故事或者拥抱他的时候，他就可以爬上那张床了。

如果家里并没有足够的空间，而且必须用大床把婴儿床换出来的话，可以用一到两周的时间和宝宝谈论这件事情，让他觉得这是一件非常开心的事情。我一再地看到这样的情景，宝宝不愿意离开他们原来的婴儿床，婴儿床被换掉在他们看来是一种威胁，所以，最好多花一些时间来让宝宝对这件事情有心理准备。也可以带着宝宝去购买床单。

虽然比较明智的做法是买一张比较矮的床，但是，当有人让我推荐一款床的时候，我还是倾向于鼓励妈妈购买一张成人用的双人床。有一种可以折成一张单人床的婴儿床很流行。这种东西的缺点在于，你是为了给新出生的宝宝准备一张婴儿床，因为你已经腾出来一张婴儿床了，就不需要再买一张可以变成婴儿床的小床了，除非你想买第二张婴儿床，所以买这种床的优势就不存在了，也节省不了什么东西。况且，这种单人床也很难配床单。购买一张成人用的单人床意味着宝宝5岁的时候你都不用另外再买一张床了。一开始的时候，我不会去买非常昂贵的床垫。很多商家出售非常便宜的床垫，这种床垫在宝宝尿床的时候换掉就是了。

在新床到来之后的最初几个月里，建议给床安上可以拆卸的栏杆，这可以防止宝宝从床上滚下来。栏杆最好是棉布蒙面，软料填充的支架。我并不是双层床的粉丝，因为我知道太多的宝宝从床上坠下的事故都是发生在这种床上的；并且，我认为这种床对给宝宝讲睡前故事以及给宝宝一个告别拥抱都是没有帮助的。

另外一种让宝宝适应在大床上睡觉的方法是，组织一趟旅行，去一个没有婴儿床可以睡的地方。通过这种方式，可以让宝宝在远离家庭的地方睡在一张大床上，然后，当你们回来的时候，就可以向他展示在他的卧室里的新床了。

如果宝宝因为睡在一张新床上而感到兴奋从而影响了睡觉的话，建议在他卧室的门口放置一个栅栏门。让这个栅栏门高于地面几寸，这样一来宝宝就不能从上面爬过来。宝宝在新床上睡觉时半夜醒来的一个最常见的原因就是因为寒冷，所以我建议使用一些松紧带把床单固定在床上，并且防止被褥滑落。

睡前战斗

宝宝晚上不愿意上床睡觉是一个非常普遍的问题。像睡觉这样过去是一种很平静而且快乐的事情，现在却迅速变成了一个战场，所有人都感觉筋疲力尽。下面的问题和答案描绘了一幅清晰的图景，表现了我是如何来处理这种局面的。

Q 6个月以前，也就是我们的小女儿出生前4个月，我们把3岁的大女儿从婴儿床换到了一张大床上。她很愉快地适应了她的新床，我们没有遇到像很多父母描述的那样，宝宝从床上掉下来。

然而，自从妹妹出生以后，她越来越不愿意去睡觉。在以往，每晚7:30，她很容易被安顿睡下，而且常常在10分钟以内就睡着了。现在，她总是爬下床，在楼上到处乱跑，叫嚷着还要喝饮料或者还要听故事，或者说她非常害怕怪兽。通常，我们需要花上2个小时来让她平静下来并且睡觉，在这段时间里她制造的声响通常吵醒了她妹妹，这也打乱了她妹妹的日常作息。

A 这是一个非常常见的问题，作为一名产科护理员，在工作中处理过很多这样的问题。如果你有足够的耐心且能够坚持不懈，就可以在不让他哭闹的前提下解决这个问题。必须做到的第一件事就是每天晚上要让她很愉快地躺在床上。一旦做到这一点，你就会发现她会慢慢地像以前一样每天晚上7:30

左右就去睡觉。非常值得注意的一点就是，不要不停地命令她马上睡觉，这样只会让她继续玩下去并且试图引起你的注意。相反，你可以这样做，在讲完了睡觉前最后一个故事之后，告诉她，你只是要短暂离开一下，出去拿一些东西。

如果她安静地待在床上，静静地读着故事书或者听着儿歌磁带，就让床头灯亮着并且把卧室门开着。但是，如果她从床上跳下来并且开始制造声响的话，就把灯关掉，把门关上，然后离开房间，站在门外。这段时间不要超过30秒，隔着门提醒她，只要她乖乖地待在床上，你就会很快回来。但是如果她不听话，你就不回来了，同时，灯要被关掉，门也要被关上。记住，在半分钟之内一定要回去，这样她就没有时间跳下床。当你回来后，夸奖她非常聪明，可以一直在床上。可以问她一些关于故事的问题，但是绝对不要再给她讲一个故事。相反，你可以这样做，假装整理一个柜子或者一个抽屉。几分钟后，再找一个借口离开。离开之前，还是像上次一样告诫她，站在门外，宽慰她说，如果静静地待在床上，你很快就会回来。逐渐地，把你离开房间的时间延长到1分钟。不断重复着相同的过程，进进出出她的房间。逐渐地延长离开房间的时间。你要用好几个晚上来做这件事情，但是如果你足够耐心，就可以达到这种效果，你可以一次离开她的房间15~20分钟。

通常我会发现，一旦可以做到这一步，再回到房间的时候，他们已经读着故事书睡着了。第二天早上，我通常会表扬他们，并且在他们的小红花表格上贴上一个不干胶贴纸，用来表扬他们乖乖待在床上的表现。也会常常告诉他们，在我回到他们的房间关灯或者把灯光调暗的时候，我用亲吻的方式和他们道了晚安。

这个过程当中的关键就是不要太快地延长你在门外的时间，那样将会让你的女儿有机会溜下床，而这不是你的初衷所在。当然，如果她溜下床的话，你就要立刻把她抱回床上，把灯关掉，门关上。这时，她会感到很沮丧，并且试图去开门，你要握住门把手，不让她出来。

你需要做的只是，让她回到床上去，并且承诺，只要她静静待在床上，你就会把灯打开，而她也可以继续读故事或者听儿歌。我过去使用这种方法的时候，从来没有失败过，当我这样做的时候，也很少会有宝宝大哭大叫，但是你要有心理准备，这种方法一般要几周才会奏效。

过早醒来

对于一个宝宝而言，他是否会在早晨过早醒来，很大程度上取决于在他1岁时的经历。曾经发现，有一些宝宝，每天很晚才被安顿睡下，且白天没有固定的睡觉时间。这些宝宝更容易早上过早醒来。通常早上5:00就醒了。

然而，另外一种情况是，有些宝宝过去睡得很好，当他们从婴儿床换到大床的时候，会造成他们过早地醒来。这种现象通常发生在宝宝3岁的某些时候。对于那些过去睡觉睡得很好的宝宝，这个问题要比那些长期以来就有早起习惯的宝宝要好解决得多。当然也有一些宝宝确实不需要睡得那么多，如果指望他们能多睡会也是不切实际的，也可能激怒他们。但是，家长可以教会这些宝宝一点，在他们醒来的时候静静待着，等着你去抱他们。对过早醒来的宝宝，要始终如一地坚持在他们醒来之后不和他说话，这样你可以教会他起床之后不要大吵大叫。一定要记住，这样做的目的是为了让宝宝静静地躺在床上听儿歌或者静静地玩玩具，而不是必须让他再睡一个回笼觉。不论他干什么，都要让房间里的灯光是暗的，绝对不要把房间里的灯大大开着或者把窗帘拉开。这两件事情，只有你去抱他起床的时候才可以做，因为这样最终将让他明白这两件事意味着新一天的开始。

下面是一些关于如何应对过早醒来宝宝的指导原则：

- 如果宝宝自己能够打开卧室门，就有必要放一个栅栏门在他的门口。一旦宝宝意识到他们不能够打开房间门，而且屋里还很黑的话，就很可能爬回自己床上去。父母也应该记住，知道宝宝什么时候会走出卧室在屋子里乱跑，这是一个与安全有关的话题。在很多年以前，我曾经亲眼见过，3岁的宝宝手里抱着只有三周的妹妹站在最高的楼梯台阶上。当时，我只是下楼去拿奶瓶，就在那个时候宝宝醒了。因为哥哥能够打开所有的房门，所以他决定过去抱抱妹妹。我都不敢去想象，他抱着妹妹下楼的时候会发生什么，这种情景让人后怕。从那天以后，我就只接受那些家里大小宝宝房间门口都有栅栏门的家庭的预约。

- 我认为，对于一个蹒跚学步的小孩和一个尚在襁褓的婴儿而言，一个黑暗的房间的作用是同等重要的。据我所知，在我帮着护理的300个宝宝当中，没有一个在早晨7点之前起床的。随着他们长大，有些宝宝在6:00~6:30之间醒来，但他们的父母告诉我，在唱了会儿歌或者自言自语一会儿之后，他们通常又回去一直睡到7:30。我相信，这种现象的原因是因为他们都习惯了在黑暗的房间里关着门睡觉。

- 如果宝宝害怕黑暗，就不要强迫他在完全漆黑的房间里睡觉。这时，在他的房间里插上一个小功率的灯要比大门敞开着好得多，因为后者会诱使宝宝起床，开始新的一天。

- 一个宝宝，如果在早晨6点之前就醒来并且溜下床，准备开始一天活动的时候，家长应该直接把他放回床上，简单而坚定地告诉他，现在还没有到起床时间。不要和他进行任何谈话。如果你能够始终不渝地坚持这样做，不论他爬下来多少次，都把他放回去，这种方法最终会发挥作用。如果他已经有这种起床的习惯，并且起床就要喝水，可以预备一个便携式的小水壶，放在他的旁边，让他伸手就可以够着。

- 很多家长说，他们用一个兔子造型的闹钟来防止宝宝过早起床。这种闹钟看起来就好像一张兔子的脸，兔子的眼睛由闹钟的机械控制着一张一合。每天晚上，家长把闹钟的闹铃设置到一个时间，在那个时间之前，不许宝宝走出房间。兔子的眼睛直到那一个时刻到来之后才会重新开始一张一合。其实，小红花表格也可以在这样的问题中使用。早上，如果宝宝能够等到兔子闹钟把眼睛睁开，并且闹钟开始响起的时候，家长奖励宝宝一朵小红花，这对宝宝常常也是一个很大的激励。然而，我必须指出，一些非常有主见的宝宝，他们很快就会学会如何操作闹钟，在闹钟响起之前很早的时候，就让兔子闹钟把眼睛睁开了。

• 如果宝宝在早晨6:30左右就醒来，并且爬下床的话，不要强迫他回到床上，可以让他在房间里静静地坐着，直到兔子的眼睛睁开。有的时候，在宝宝经常起床的时刻，定时播放儿歌磁带，也可以鼓励他静静地待在床上。而且，如果他能够静静地待在床上，就又可以得到一朵小红花。

害怕黑暗

3岁的时候，即便最开心和最自信的宝宝也会产生对黑暗的恐惧。一个宝宝，如果突然在睡觉的时候开始变得烦躁或者害怕，说房间里面有怪兽，家长就应该严肃地对待这个问题。在这个年龄阶段，宝宝还不能够理解什么是真的，什么不是真的。因此，如果你只是告诉他别犯傻，世界上根本就没有怪兽，这样做对事情毫无帮助。米利亚姆·斯托帕尔德博士说："如果宝宝害怕怪兽或者鬼魂之类的东西的话，可以告诉他，爸爸妈妈会魔法，可以把他们吹走，还可以狠狠地揍他们。我发现这样的方法要比试图让宝宝相信怪兽是不存在的要好得多。"此外，送给宝宝一个魔术玩具，放在他卧室门边上，告诉他这可以用来驱赶怪兽，这常常也可以驱除宝宝的恐惧感。

一些家长告诉我，宝宝睡着前让房间里的小夜灯一直亮着，也可以缓解宝宝的恐惧感。如果宝宝在夜里惊醒或者做噩梦，也可以让那个小灯泡整个晚上都亮着。在我看来，这要比敞开着卧室门效果好得多。如果总是把宝宝卧室的门敞开着，第二个宝宝出生以后，在妈妈照料新出生的宝宝的时候，较大的宝宝也常常会被吵醒。

Q 我儿子今年4岁，过去一直是关着门在黑屋子里睡觉。但是现在，他要求把门敞开并且把灯打开，说他害怕有怪兽。丈夫总说宝宝很傻，怪兽只存在于故事书里，还说大宝宝在睡觉的时候是不需要开灯的。现在我们需要花费越来越长的时间才能让他睡下。每天晚上我们都需要哄他睡觉好几次，不到晚上9点钟他是睡不着的。这样，他在白天非常疲惫，托儿所的老师也说他不像以前那么轻松快乐了。我马上就要有一个新宝宝了，现在我拼命地想在新宝宝出生之前把这个问题解决掉。

A 开始学走路的小孩和稍大的宝宝，对黑暗的恐惧是一种很常见的现象。我认为，如果家长强迫这个年龄的宝宝去面对这种恐惧，或者强迫他在黑屋子里睡觉，都只能对宝宝造成伤害。这个年龄的宝宝通常会对一些事物怀有着恐惧感，但是通常他们不是真正明白他们所害怕的是什么东西，说有怪兽只是一种借口，因为他们不想自己一个人待着。

如果你总是一直强迫宝宝在黑屋子里睡觉，长此以往会造成宝宝的睡眠问题，而这种问题要比恐惧黑暗难解决得多。

不要总是对宝宝的恐惧感不屑一顾，别总是简单地说他犯傻。我建议你们可以这样和他说，爸爸妈妈就在隔壁，这会让他更加安心。也可以让他房间里的一个小灯泡亮着，或者把他的卧室的门稍微打开，让屋里有一些较暗的光线。当然，如果你能够说服宝宝，在他的房间里安装一个小夜灯那就更好了。这样卧室的门就可以关上，不需要把门留出一条缝和开着大厅的灯。这样，当他的弟弟或者妹妹在夜里醒来的时候，也不会把他吵醒。

同时，如果他晚上睡觉的时候很乖，用小红花表格来激励他也是有很大帮助的。

关于噩梦

大多数儿童护理专家都认为，宝宝在3岁以前很少会做噩梦。理查德·菲尔波尔博士似乎不同意这些观点。他说道：“梦境，即便是噩梦，毫无疑问地会在宝宝出生的第二年里出现。”他认为，噩梦主要是宝宝对白天情绪过于波动的反应。在大多数情况下，无论是噩梦还是其他情绪波动都不是异常的。相反，有的时候，与宝宝的成长相关的情绪波动足够强烈也会引起噩梦。

曾经有几年，我天天晚上被家里的大一点的宝宝的尖叫声多次吵醒。我赞同菲尔波尔的观点，几乎所有宝宝在18个月到3岁之间的时候开始做噩梦。平静下来以后，那些会表达的宝宝还能够描述他们的噩梦。

所有的专家都同意在宝宝做了噩梦后，家长应该立即去安抚他。但是专家关于噩梦是否可以控制的观点存在着分歧。约翰·皮尔斯博士是《婴幼儿睡觉计划》一书的作者。他认为，因为噩梦的发生时间通常是睡眠最轻的阶段，通常是可以控制的。他继续解释道，因为宝宝的想象力比大人的适应性更强，所以他们更容易接受暗示。他建议父母可以制定出一个预案来应对宝宝对怪兽的恐惧感。比如说，可以让那个怪兽掉进一个坑里，可以让它被水淹没或者被困在一个笼子里。

我个人认为，这要比告诉宝宝世界上没有怪兽效果好得多。经常听到这样的事情，宝宝的父母试图让宝宝明白怪兽不是真的，宝宝却变得越来越急躁和沮丧。之所以会发生这样的事情，是因为那些3岁以下被噩梦惊醒的宝宝，还不能够明白现实与梦境的区别。

观察宝宝也发现，那些曾经做过噩梦的大一点的宝宝，几乎都是那些没有正常的作息规律的宝宝，或是那些有过睡眠问题的宝宝。非常有趣的是，那些很早就被我护理并且确立了正常作息规律的宝宝,很少会做噩梦。这让我相信，无论是对于大一点的宝宝还是对于刚出生的宝宝，一个始终如一的作息规律，都是非常重要的。

下面的内容将让你对噩梦以及可能造成噩梦的原因有一个更加清晰的理解。同时，也给出了应对这些问题的一些指导性原则：

- 噩梦经常发生在后半夜，这个时候宝宝处于快速眼动睡眠状态，也就是通常所说的浅层次的睡眠，宝宝做噩梦的时候会叫出声音，在被惊醒之后，如果不能让他相信周围没有什么可怕的东西，你就需要再花费一些时间来哄他重新入睡。

- 噩梦发生以后，立刻去安慰宝宝，让他平静下来。如果年龄足够大，能够解释他的噩梦并且向你谈论他的梦的话，你要很同情地听着但是不要强迫他去描述细节。在每一次他做噩梦的时候，尽量使用相同的方法和话语去安慰她。一旦他平静下来以后，给他掖好被子，再塞给一个他最喜欢的玩具，并且告诉他你就在隔壁的房间里。如果他说怕黑，就在他的房间里插一个功率很低的小灯泡。

- 宝宝3岁那一年，他的身体、心理，以及情感各方面的要求都会迅速增加。为了应对这一切，让他有一个始终如一的作息时间就显得非常重要了。我相信，3岁以下的宝宝很少有晚上7:30以后还不睡觉的，尤其是当他们白天上了托儿所或者白天不睡午觉的时候。在我的经验看来，宝宝如果总是睡觉很晚，则更可能是因为他们睡觉的时候被打扰了。

- 睡觉前，如果宝宝过于兴奋而且拒绝安静下来，而家长大发脾气，这种过度的刺激经常会让宝宝放声大哭。宝宝被训斥以后，带着不好的情绪去睡觉，半夜里惊醒的可能性更大。在给宝宝洗完澡之后，要尽量保持安静，而且也不要鼓励宝宝跑来跑去，也要尽量避免行为剧烈的游戏。

- 大多数3岁以下的宝宝对于现实和想象之间的区别没有一个清晰的理解，因此，在宝宝睡觉以前给他讲述错误的故事或者播放错误的动画片都会导致噩梦的发生。要尽量回避那些涉及暴力的故事或者动画片。举个例子，对一个有着生动想象力的宝宝而言，像小红帽和三只小猪这样的故事肯定会导致他们做噩梦。如果家里有两三个宝宝，或许就有必要错开睡觉的时间，以免宝宝接触到不适合他这个年龄阶段的故事或者动画片。

- 一个宝宝，过去独自享受着妈妈全部的关注，家里有新出生的宝宝后，他的日常生活习惯被突然改变，他会感到受到威胁。应对这种情况的关键就是，要尽量安排好新宝宝的喂奶和睡觉时间，以便你在一天中有专门的时间来陪较大的宝宝。你可以晚上6点半就送你的宝宝上床睡觉，然后，就会有足够的时间在大宝宝睡觉之前给他一些额外的关心。

- 如果宝宝出现周期性地从噩梦中惊醒，就有必要记录下他们一天的活动，特别是要记录下那些可能触发他焦虑或者沮丧情绪的事情。也有必要记录下那个噩梦的细节。有时候你会发现这样一种规律，宝宝的噩梦和他白天的活动有着某种联系，由此你可以找出导致噩梦的原因。举个例子，一个怕狗的宝宝很可能做遇见狗的噩梦。同样，因为害怕受到托儿所某个宝宝的胁迫，也同样是扰乱宝宝睡眠的触发因素。

• 如果在连续几周的时间内，宝宝的噩梦越来越频繁而且有持续的趋势，应该向医生咨询睡眠门诊的有关事宜了。

【典型案例】

索非，35个月大

自从满9周以来，除了少数几次因为身体不舒服之外，索非每天晚上都能一觉睡到天亮。当她的弟弟出生的时候她已快3岁了，在大1个月以后，她开始做噩梦。

通常在凌晨3~5点之间，她会尖叫着从梦中惊醒。只要一听到她的尖叫，爸爸妈妈就会立刻跑过去安慰她，但是也要花费1个多小时的时间才能让她平静下来。噩梦的内容几乎总是一样的，一只大老虎想要从窗户爬进来。尽管爸爸妈妈想要让她相信老虎只是在梦里才出现，但是她就歇斯底里，并且越来越坚定地认为老虎就在外面想要来咬他。

当她的尖叫声开始把弟弟晚上吵醒两次的时候，情况就变得更加糟糕了。正常的情况下弟弟会在凌晨两三点的时候醒来，吃完奶之后又会被安顿睡下，他会从早晨3:45左右一直睡到6:30。现在，在早上4:30~5:30的时候，还需要哄他睡一次，因为他会被索非的哭声吵醒。

随着我和这个家庭合同结束的时间越来越近，我开始拼命地想要摆平这种局面，因为我非常了解要让这一对父母在晚上同时照料索非和新出生的宝宝是一项非常艰难的任务。我也十分关注的一点是，由于晚上照料索非把自己弄得筋疲力尽，索非的妈妈奶水供应出现了问题。我建议由我来照顾索非几个晚上，以便让她的妈妈休息一下。

第一个晚上，索非在凌晨4:30的时候从噩梦中惊醒。我直接走过去安慰她。当时，我决定不去试图让她相信外面没有老虎，因为我已经注意到，当她的父母采取这种方法的时候只是让她更歇斯底里。相反，我把她抱起来，带到窗户那里，让她指给我看老虎在哪里。她指着下面的花园说老虎隐藏在那里。我告诉她，我同意她的看法，那里确实有个东西，但我很确定那只是一只有着花纹的小猫而不是一只大老虎。我解释说，小猫的妈妈是特意把它留在我们的花园里的。因为它知道，它出去找食物的时候我们会照顾它的宝宝。从窗户听到的咆哮声不是一只老虎的叫声，而是那只小猫想要喝牛奶。

我给索菲编了这个故事，10分钟之内她就平静了下来。在我给她掖好被子之后，不到10分钟她又入睡了。

第二天早上，索菲想起了前一天晚上所谈论的事情，非常想到楼下花园去找那一只小猫。我解释道，只有等到晚上，小猫的妈妈出去找吃的时候，我们才可以去看它，我们现在可以下楼去它的小窝里看看，还可以给它留一碗牛奶，让它晚上回来喝。在那一天晚上，莎菲又在凌晨4点的时候被噩梦惊醒，这时我告诉她，她听到的声音是小猫在说谢谢你的牛奶，这样几分钟之后她就又睡下了。

从那以后，那一只想象中的小猫成了索菲生活中实实在在的一部分，每天晚上她都要出去给它放一碗牛奶。她晚上惊醒的次数越来越少，只要告诉她，那些声音是那只小猫在感谢她给的牛奶，而不是一只猛虎，她就会在几分钟之内又重新回去睡觉。几周之后那个噩梦不再出现了，尽管索菲还是每天晚上出去给那只小猫放一碗牛奶。就这样持续了5个月。然后有一天晚上当她妈妈去放牛奶的时候，索菲说，妈妈你只需要假装碗里有牛奶就可以了，老虎是小猫假装的，不是真的。

夜惊

发生夜惊现象的宝宝要比那些被噩梦困扰的宝宝少得多，受夜惊困扰的宝宝与爱做噩梦的宝宝在行为方式上是不一样的。父母第一次看到宝宝有夜惊症状的时候，那种情形是非常可怕的。大多数父母会看到，宝宝把门闩插上，眼睛睁得大大，直勾勾地盯着前方，好像真的看见了某些非常吓人的东西一样。有时候宝宝会一边尖叫一边呻吟并且到处乱跑，弄得满头大汗，好像发了高烧一样。这些表现并不像那些在噩梦中惊醒的宝宝，那些宝宝需要安慰，但是，一个有夜惊症状的宝宝是安慰不了的。虽然他的眼睛是睁开的，但是大多数专家都认为他还是处于一种沉睡状态，并不建议马上吵醒他。

对于如何照顾有夜惊症状的宝宝，下面给出了一些建议：

- 夜惊经常发生在非快速眼动睡眠期间，通常被认为是深层次睡眠。一般发生在睡着1~4个小时之内。这种症状通常持续10~20分钟，如果宝宝没有被吵醒的话，一旦这种恐惧症状结束之后他会很容易安顿睡下。

- 夜惊的宝宝很少能意识到父母在场，因此，受惊时试图通过拥抱让他平静下来，只会让事情更糟糕，除非他想让你抱抱的时候。在那种情况之外你最好只是待在他旁边，以便在必要的时候防止他伤害自己。

- 随着夜惊的结束，宝宝开始平静并且放松；这时，你可以给他掖好被子，安顿他睡觉。尽量不要去吵醒他，如果他已经醒了，不要询问他是否做了噩梦。第二天早上不要去提起他受惊的事情，当被问及回想不起来的事情时，宝宝可能变得非常沮丧。

- 理查德·菲尔波尔博士认为，对很小的宝宝而言，造成夜惊的主要原因就是过度疲劳。由此，他建议父母应保证宝宝有足够睡眠，如有必要的话可以考虑让宝宝早一点睡觉。他也强调了一个规律性的并且始终如一的白天作息时间的重要性。

- 有一些专家建议，对于那些频繁出现夜惊的宝宝，家长应该在他发作前10~15分钟的时候把他轻轻叫醒，并且在5分钟之内再安顿他睡下。但其他一些专家认为这样会导致一些问题，因为一旦宝宝完全醒来了，他就会拒绝再睡下。

- 虽然大多数专家都认为，最终所有的宝宝都会自然地摆脱夜惊，但我还是认为，如果宝宝频繁地出现这种现象，可以咨询一下儿科医生。

噩梦和夜惊是3岁宝宝当中最常见的两种睡眠问题。如果处理得当的话，这些问题通常很快会得到解决。

如厕训练

家长总是会问我这样的问题，“我应该什么时候对宝宝开始如厕训练？”和“如厕训练将会花费多长时间？”然而，每一个宝宝的情况都是不同的，我在工作中接触了数以百计的宝宝和母亲，以我的经验看来，大多数宝宝在18~24个月的时候就已经可以开始进行如厕训练。在18个月大以前，很少有宝宝的肌肉能够发育完全，大多数的宝宝肌肉状况还不能控制大小便行为，还无法达到进行如厕训练所需要的水准。我们从母亲、姨妈以及祖母那里听到过这样的故事，在她们那个时代里宝宝1岁的时候就开始进行如厕训练了。然而事情的真实状况却是，在那个时候得到训练的是宝宝的母亲而不是宝宝。每天频繁而有规律地把宝宝放在座便器上，她们常常能够正好赶上宝宝大小便。这种做法大大节省了洗尿布和给尿布消毒的体力劳动，这样的宝宝是不能真正算作进行了如厕训练的。

一个真正经历过如厕训练的宝宝，会意识到他们什么时候需要大小便，并且能够找到自己的座便器，脱下裤子，使用完座便器之后再把裤子提上来。

何时开始进行如厕训练

一旦宝宝满18个月大了，就会有一些迹象表明他可能已经可以进行如厕训练了。然而我应该指出一点，成功进行如厕训练的关键不仅在于宝宝是否已经准备好，也在于你的准备工作。常常听到这样的故事，诉说如厕训练花费多少时间但是变成了一场噩梦，然后得出的结论是宝宝并没有准备好。真实情况往往是父母没有准备好而不是宝宝没有准备好。

如果想要成功并且快速地对宝宝进行如厕训练，有一点非常关键，不仅你的思维要放松，宝宝所有的兄弟姐妹都要十分快乐并且有着良好作息习惯，这样才能够让你有完全的注意力和充裕的时间来做成这件事情。

如果在你的脑海中已经有了一个积极的行动框架，并且已经选择好了一个对其他家庭成员都合适的时间，宝宝也已经显示出了下面列出的所有迹象，你就应该可以在一周之内成功地对他进行如厕训练了。

下面的迹象能够衡量宝宝是否已经可以进行如厕训练了：

- 宝宝已经满18个月，午睡后把他抱起来的时候尿布经常是干的。上次换尿布之后几个小时内依然是干的，这也表明他已经具备了一定的小便控制能力。

- 有一些迹象可以表明在他能够意识到自己在大便。比如他会突然之间变得非常的安静，而且两条腿往一起挤，或者在他大小便之后会指着尿布说着“便便”或者“嘘嘘”等。

- 他能够理解并且服从一些简单的指令，比如，去把你的球球拿过来，或者，把你的玩具装进那个盒子。

- 在你替他脱衣服的时候，他也非常想参与进来，比如脱掉鞋子、袜子、短裤等，而且他能够理解脱下或者提上裤子的意思。

- 在玩玩具或者看书的时候，他能够静静地坐着，能够有5~10分钟的集中注意力的时间。

如厕训练所需要的物品

在开始考虑对宝宝进行如厕训练之前，请确保你已经预备好了所有必需物品。

两个座便器

如果你家不止一层，就需要准备两个座便器，一个放在楼上一个放在楼下。这一点很重要，它可以免除你楼上楼下搬动座便器的周折。要记住这一点是，训练早期阶段，大多数情况下需要把座便器搬到宝宝面前，而不是把宝宝推到座便器的前面。座便器的款式一定要简单结实，边缘要宽，前部要有防溅板。座便器的底座一定要够宽，这样宝宝坐在上面时会比较稳当。这个阶段尽量避免花哨复杂而且有盖子的座便器。两个座便器应该是同一款式，这样可以避免一种情形，宝宝拒绝使用楼上的蓝色座便器，而偏偏要使用楼下的绿色座便器。

儿童马桶垫圈

这是安装在普通马桶蹲位上的一种特殊设计，一定要选择一款质地柔软且两边都有扶手的设计，这样宝宝坐在上面时可以用手扶着，以保持身体的平衡。

10条裤子

给宝宝买一些大几号的裤子，这样他更容易穿脱，这也考虑到裤子在洗后或者晾干之后会缩水。

一些故事书、磁带和动画片

可以选购一些故事书和儿歌磁带，这样的话，宝宝使用座便器时就不会感到那么枯燥。播放一些适合宝宝看的节目，这可以用作对付那些坚持不愿意使用座便器的宝宝的最后招数。

小红花表格

设计一个色彩艳丽的小红花表格，把宝宝名字写在上面，再买一些颜色各异大小不同的小花。如果他连续几次成功地使用了座便器的话，就另外奖励他一朵小红花，表扬他如此聪明。

面巾

宝宝用面巾擦手要比用毛巾容易，家长可以选择几块印有宝宝喜欢的卡通形象的面巾，用来鼓励他便后洗手。

垫脚台阶

这是一个能让宝宝站在上面的小台阶，它可以让宝宝洗手时能更容易够着脸盆，最后，宝宝在使用马桶的时候也可以用它来垫脚。

衣服

开始如厕训练的几天，最好给宝宝穿一件很短的T恤，这样他就用不着把衣服撩起来。但是，训练开始并且顺利进展时，给他穿一些简便快捷的衣服，使他在使用座便器时容易穿脱。举个例子，那种和裤子连在一起的爬爬装要换成普通的内衣。也要尽量避免那种有很多钮扣和带子的衣裤。训练开始之后，给他下身穿条运动裤或者短裤，上身穿一件T恤或者运动衫。

训练的准备工作：第一阶段

如果宝宝将满18个月，在对他进行如厕训练之前，有很多准备工作需要做。这个年龄的所有宝宝都喜欢玩角色扮演的游戏，所以，你要做的第一步就是尽可能地带他一起去卫生间。这个阶段，不要拿掉他的尿布，而是要鼓励他坐在座便器上，同时给他演示，告诉他你在做什么。这对于他提前学会一些如厕的知识大有帮助，并且最终会让如厕训练达到预期的效果。这个阶段，你要教会他静静地坐在座便器上，用简单清晰的语言给他讲解。

下面的例子阐述了你应该传授给宝宝的要点：

• 妈妈要去嘘嘘。

辅助动作：牵着他的手，带他到洗手间去。

• 妈妈在马桶里面嘘嘘。

辅助动作：让他看看马桶，指给他看，嘘嘘到哪里去了。

• 妈妈在脱下他的裤子。

辅助动作：给他做示范，你是怎么脱下裤子的。

• 妈妈要坐在马桶上嘘嘘，詹姆斯要坐在他的座便器上。

辅助动作：当他坐在座便器上的时候，给他鼓掌，表扬他说，詹姆斯真聪明，能够稳稳地坐在座便器上。

• 妈妈已经嘘嘘完了，她要提上她好看的干干的裤子。

辅助动作：示范给他看，你是怎么提上裤子的。

最后，在洗手的时候，鼓励他也和你一起来洗手，并且洗完手之后把手擦干。要着重强调“湿润”和“干燥”这两个词，给他做示范，告诉他在洗手时手就会变得湿润，而用毛巾擦的时候手就会变干燥。偶而，你也可以故意把毛巾弄湿；让他用手摸一摸湿毛巾，同时告诉他，用干毛巾擦手的感觉会更好。在那之后，你可以让他在干毛巾和湿毛巾当中选一块来擦手，这样可以让他理解干燥和湿润的区别。当有迹象表明他想要模仿你，并且开始重复上面的动作，又有其他一些迹象表明他想进行如厕训练的话，那么在准备给他洗澡的时候你可以鼓励他不带尿布坐在座便器上。如果他能静静地坐上5~10分钟，这个时间就已足够长了。请记住，只要他想去使用座便器，就使劲表扬他。在表扬宝宝的时候，有一点非常重要，那就是你要让他明白你为什么对他高兴。举个例子来说，你可以这样说：真聪明，宝宝在使用座便器；或者你也可以说：太聪明了，宝宝能使用座便器来小便。这要比简单的一句“真是个好宝宝”要强得多。如果你那样说的话，他可能会认为，不在座便器上小便就是个坏宝宝。

一旦宝宝在洗澡的时候能很开心地坐在座便器上，你就应该在他早饭后和午觉睡醒之后把他放到座便器上去。如果在一周之内，在座便器上面的时间段内，至少有一次他能够很开心地坐在上面，你就可以考虑给他穿上裤子，让他白天的时候使用座便器。然而，正如我强调的那样，想要成功地进行如厕训练，不仅仅取决于宝宝的准备情况，更取决于作为家长的你的准备工作。

先干净，后干燥

很多宝宝只能先保持尿布干净，然后才能使尿布保持干燥。这是因为，对于他们而言，控制大便要比控制小便更容易些。如果宝宝在每天某一个时刻都会大便的话，你就可以在这个时刻和上面提到的那些时刻一样把他放在座便器上。在这一个阶段，总会有一些疏漏或者突发情况：有些时候宝宝会在座便器上大便，而另一些时候在你给他换尿布的时候，就大便了。

每当这个时候，你不要大发脾气，给他换掉就是了。告诉他下次需要大便的时候尽量到座便器上面去。如果宝宝做不到每次都到座便器上去大便的话，不要表现出不满意和责备的神态。从长期看来，经常的鼓励和温和的安慰会取得更好的效果。

第二个阶段：如何进行训练

如果花了至少两周的时间按照准备工作的要求去做，并且宝宝表现出了先前列出来的那些愿意进行如厕训练的大部分迹象，应该可以在一周之内成功地对宝宝进行如厕训练。这个时候，需要注意的一点是，要选择一周时间，在这一周之内不要安排其他活动，特别是训练开始的那几天更不要安排其他活动。你要告诉亲朋好友，这一周的白天时间，你不能接电话或者接待他们来访，因为要对宝宝进行如厕训练。如果有两个宝宝的话，最好在周末的时候开始训练，因为那样你丈夫可以帮助你。

这开始的几天里，要经常关注并且鼓励宝宝，否则他会很快地失去兴趣。

第一天

开始训练的第一天，宝宝用过早饭后，就直接给他穿上“特制的大孩子的裤子”。如果已经按照准备阶段所列出的那些步骤做了，那么他就会大致知道他应该做什么了，所以，当你解释给他听或者让他做某事的时候尽量说得清晰简单。你只需要告诉他，现在他已经是一个大孩子了，可以穿像爸爸妈妈这样的裤子了，并且大小便时也应该使用座便器了。去卫生间时还是要继续带着他，告诉他你在做什么。同时，建议他也坐在他的座便器上，这样你们可以一起嘘嘘。

最开始的几天里，应该不断地提醒他在座便器上；因此，最好是在一个房间里进行训练。如果必须在两个房间之间走动的话，那么，就要保证你在每个房间里都预备有一些故事书。如果需要到另外一个房间里去，哪怕只是短短几分钟，你也要把宝宝和座便器一起带着。

每隔15分钟应该鼓励他坐在座便器上面，每次最理想的时间是5~10分钟。有一些宝宝愿意坐得时间长一些，而一些则很快就感到厌倦了。如果宝宝属于后者的话，那么你可以鼓励他拿一本书看，或者跟着磁带唱歌。一旦他连续好几次都可以成功地使用座便器了，两次提醒他的时间间隔就可以逐渐地延长一些。每一个宝宝能够连续成功地使用座便器的时间间隔是不一样的。在我所训练的宝宝当中，有些可以在2个小时之内好几次成功地用座便器来小便，而对另一些宝宝而言，这个过程则需要花费几个小时。如果宝宝刚刚要使用座便器小便就尿在裤子里了，不要失望，也不要气馁。一旦他能够连续好几次成功使用座便器的话，他会为自己感到非常自豪，也会非常乐于把他的新技能展示给你。

在这个过程当中值得注意的就是，当他出现意外状况的时候，不要大发脾气或者表现出不满的表情。给他换下湿裤子，并且还要继续对他的“大孩子裤子”抱有热情,也要对他使用座便器抱有信心。当他成功使用了座便器以后，要告诉他，他非常聪明，爸爸妈妈会非常高兴并为之骄傲的。为了让他继续使用座便器，可以采取极力表扬、拥抱、鼓掌的方法，还可以应用小红花表格，这些都是最有效的一些方法。所有宝宝都会对鼓励和表扬做出积极的回应，所有的宝宝都不希望被批评。同时，小红花表格也将会是一个看得见的提示，它可以让宝宝知道能使用座便器是多么的聪明。

我还发现，另外准备一张小红花表格，用来详细记录如厕训练的进度，也是一种非常有用的方法。这可以在很大程度上帮助你，让你了解宝宝排尿的频率，也让你了解成功使用座便器是否是他自发的行为。画一个像下面那样的简单表格。记录下他们依次排尿的时间并且在正确的一栏当中打勾。在座便器那一栏中，如果他在你的指导下使用座便器小便的话，那么就打一个勾；如果他自觉地使用座便器小便的话，那么就打两个勾。

第一天结束的时候，座便器那一栏当中的勾应该要比意外状况那一栏当中的勾要多。如果宝宝在座便器那一栏当中一个勾都没有，不管是因为什么原因造成的，这都可以说明他还无法进行如厕训练，最好还是重新回到准备阶段，再准备1~2周的时间。可是，如果宝宝已经表现出准备就绪的所有迹象，并且你已经做到了第一阶段应该做的所有准备工作。那么在座便器那一栏中，他应该得到至少2~3个勾。

时间	座便器	意外	评价

第一天结束的时候，不论他在多大程度上成功地使用了座便器，都要告诉他你是多么地以他为骄傲，因为他能够使用座便器。千万不要提起在那一天发生的任何意外的状况，也可以带着他一起去选择第二天他将要穿的衣服，这会让他更乐于去穿这些衣服。为了避免在第二天训练时宝宝感到枯燥，尽量安排他的一个小朋友来家里短暂地玩一会儿。也可以用这个由头来进一步地鼓励他；比如。你可以这样说："如果明天汤米看见你穿着大宝宝的裤子，他一定会很开心“。如果他的小朋友已经接受了如厕训练，或者正在进行如厕训练，那就再好不过了。

第二天

第二天训练的时候，表格上面所表现的宝宝两次排尿之间的时间间隔应该开始变得更有规律。这对你有一定的指导作用，可以让你知道需要提醒宝宝使用座便器的频率，或者让你了解宝宝自觉地使用座便器的频率。当然，这样做的目的是为了让你可以越来越少地提醒他，也是为了让意外状况越来越少。为了做到这一点，要让座便器完全在你的视野之内，很关键的是在你很容易可以够得着的地方。

这一天里，随着训练的不断推进，提醒他的方式也应该有所变化。从刚开始的提醒他坐在座便器上，慢慢地变为告诉他如果需要上厕所的话就使用座便器。这时，要让他从身心两方面都意识到他自己要负起一定的责任，他自己将决定什么时候需要使用座便器，即使偶尔会发生一些意外情况。在宝宝玩得忘乎所以或者过于兴奋的时候，都可能发生尿失禁的状况。

第三天

到了第三天，他使用座便器的频率应该会呈现出很清晰的规律。这个进度表也可以让你知道，什么时候是第一次带他外出的最佳时机。理想的状况是，可以带着他短暂地去拜访一个住在附近的小朋友。在离开家之前，你应该让他用座便器上完厕所，以避免在路上出现意外状况。外出的时候，不要不由自主地又给宝宝换上尿布或者穿上纸尿裤，这只会给宝宝传递错误信号，也会让如厕训练所需的时间变长。

如果想成功并且迅速地对宝宝进行如厕训练，就要始终如一地坚持。白天的任何时候，都可以给宝宝穿上裤子，但是尿布或纸尿裤只有在晚上睡觉时候才可以换上。尽管在最开始的几天里，或许会出现一些意外状况，但是，实际上这些意外状况能让宝宝更加明白他需要按时排尿，也会让他明白干燥和湿润之间的区别。在发生了意外状况的时候，最好不要大发脾气或者责备宝宝，你应该简明扼要地提醒他座便器的作用是什么。

早期训练阶段，我建议外出时可以带着一些备用的衣裤，还要准备一个塑料袋，衣裤被打湿的时候可以放进去。在宝宝还没有学会使用卫生间之前，你还应该带着座便器。虽然我从来没有给宝宝用过座便器，但是现在有很多可供选择的便携式座便器。

在宝宝已经接受了正确的如厕训练之前，建议你在乘车时或者使用婴儿车的时候要倍加小心。建议你可以买一个坐垫，然后在外面套上一个塑料袋，再在外面套上一个可以换洗的装饰性的外套。这个可以作为宝宝的特制坐垫，可以把它放在婴儿车里或者汽车上，或者在你走亲访友的时候使用。这要比仅仅在坐椅上放一个塑料袋要好得多。因为我发现，当你在坐椅上放一个塑料袋时候，宝宝通常会把它看作是一层安全网，在他需要小便的时候也不会吭声。而对这个特制的坐垫，因为外面有一个外套，宝宝不会知道里面还有一层塑料袋，因此他会更愿意保持这个坐垫的干燥。

第四天到第七天

到了第四天的时候，大多数宝宝已经能够有规律地使用座便器了，只是偶尔会有一些意外状况发生。在接下来的几天里，如厕训练应该逐渐地离卫生间越来越近。一旦有迹象表明，在到达卫生间之前，宝宝能够控制住自己的小便的话，那么你应该让这种迹象永久保留下来。如果一连几个小时宝宝都没有使用座便器，并且好像正全神贯注于某事，最好提醒他座便器在哪里。

第一周结束时，大部分宝宝的衣裤在大多数时候都会是干的了。只是偶尔会出现一些意外状况。为了巩固成果，除了在睡觉之外，绝对不要再给他用穿纸尿裤了。那样只会让宝宝更加困惑，也会让如厕训练变成一个老大难问题，以至于你要花费好几个月的时间来解决。

睡眠时间

白天睡觉时候，我还是会继续给宝宝使用纸尿裤。如果连续两周的时间内，他们起床之后纸尿裤都是干的，就要停止使用纸尿裤了。在那之后，我会非常有信心地丢掉他们的纸尿裤。对于晚上睡觉时间，我会继续再给他们使用几个月纸尿裤。在我的经验看来，3岁以下的宝宝很少能够在夜里不排尿或者排便，男宝宝会拖得更晚一些。我发现过这样的问题，一些父母在宝宝3岁之前就开始夜间的如厕训练，这种做法通常造成了其他的一些问题。

主要的问题就是，在宝宝不再使用纸尿裤之后，通常需要在他的房间里安装一个小夜灯或者把房间门微微打开。对于一个不满3岁的宝宝而言，半夜起来到处乱跑是非常具有诱惑力的，尤其是当他知道妈妈要照顾一个更小的弟弟或妹妹的时候。对于3岁以上的宝宝，如果他的尿布总是干的，我就会给他解释，夜里他不再需要穿着纸尿裤了。并且我会告诉他，在上床休息之前要用座便器小便。一旦宝宝已不再使用纸尿裤，你一定要注意一点，每天睡觉前一个小时之内不要给他喝水。

关于尿床

宝宝夜里出现偶然的意外状况，把大小便拉在床上，这是非常常见的现象。然而，如果尿床总是周期性地出现的话，这就变成一个非常实际的问题了。半夜被吵醒给宝宝换床单会让父母感到精疲力竭，也会让宝宝感到焦虑和内疚。如果一连很多星期宝宝的床都是干的，但是又突然开始出现尿床现象，就要考虑带宝宝去看看医生，以排除尿路感染的可能性。很多专家都认为，这种尿床复发的现象可能是由情绪问题所引起的。但是，由我的经验看来，这种情况极其少见。我所接触过的大多数家长都认为，在睡觉前喝太多饮料是导致这种现象的主要原因；因此他们常常在晚上六点之后就不再让宝宝喝东西了。

一个不到4岁的宝宝，如果只有短短几周的时间床铺是干的，在那之后又开始有规律地尿床，这很可能是因为他还没有做好整夜不排便的准备。面对这样的情况，最好还是短期地给他垫上尿布，以避免尿床成为一个问题。

如果宝宝已经超过4岁，虽然对他喝水有着严格的限制，每天早上还是会尿床的话，你就需要在你睡觉的时候给他把尿，并把他放在座便器上。

关于晚上十点钟给宝宝把尿

若干年以前，儿童护理专家建议父母在晚上10点钟的时候给宝宝把尿，并且把他们放在座便器上让他们小便。这些专家们都相信一点，宝宝在什么年龄能够控制小便在很大程度上取决于妈妈在他婴儿时期的训练技巧。这些出版于20世纪三四十年代的儿童护理手册，都强调一点，把尿应该是在婴儿时代形成的一种习惯。很多母亲都得到这样的建议，她们应该每天晚上有规律地给宝宝把尿，直到宝宝年满4岁，这是教会宝宝不尿床的关键。如果由于母亲的懒惰而没有这样做的话，那么就会让宝宝产生难以改掉的习惯。宝宝会每天从尿湿的床上醒来，并且很快就认为尿床是一种正常的现象。

尽管在今天，很多家长依然在睡前给宝宝把尿，可是大多数儿童护理专家都反对这种做法。他们认为，这样做只会造成一种结果，那就是让宝宝只在某一特定时刻排尿。我倾向这种观点，我认为只有在宝宝已满4周岁，且在晚上严格控制喝水，每天还是会尿床的时候，家长才可以考虑给宝宝把尿。

我和一位保姆朋友曾在东的一个家庭一起工作过，这个家庭的宝宝有着严重的尿床问题，我们成功地把把尿当成解决问题的最后一招，取得了较好的效果。这个家庭的6个宝宝的年龄从4岁到14岁不等，每天深夜，他们分别在不同的时间被睡眼朦胧地带到洗手间。偶尔，一两个宝宝会尿床，但是让洗衣工备感欣慰的是，大多数早上他们的床都是干的。

如果你打算尝试这种做法，那么要保证在这个过程中宝宝依然处于困倦状态，并且不会被吵到。把房间里的灯光调至最暗，如果要说话，尽量把声音压到最低。对于3岁以下的宝宝，可以把他放在座便器上，而不是带到卫生间。一些专家声称，每天晚上在不同时间给宝宝把尿，可以避免宝宝只在特定的时刻才排尿。

如果你发现，把尿产生了效果，就有必要使用一个小红花表格。如果早上宝宝的床是干的，那么他就可以得到一朵小红花；每当得到3朵小红花的时候他就可以得到一份特殊的奖励——或许是一块冰激凌。如果宝宝尿床的状况改善了，建议你可以表扬一下宝宝，可以告诉他，他已经是一个大宝宝了，不再需要每天晚上把尿了。要告诉他如果他晚上醒来想要小便的话，可以叫你来帮他。尽管这样会让你在夜里短暂的起床，但是我通常发现随着宝宝自信心的增长，你就可以说服他自己使用座便器。

我还想再一次强调，如果应用得当的话，小红花表格在不同的阶段都都会是非常有效的。

倔强的宝宝

偶尔也会遇见拒绝使用座便器的宝宝。如果还没有2岁半，我不会强迫他去这样做。然而，对于一个将近3岁的宝宝，可能会使用一些小贿赂。我知道大多数专家都不赞同这种做法，但是有时候，尤其是对于非常倔强的宝宝，这是唯一的方法。尽管可能有的3岁多的宝宝还没有表现出可以进行如厕训练的迹象，可是通常情况下，他们也是可以进行训练的。对于这些宝宝，我会跳过准备工作阶段，直接使用小红花表格开始对他们进行训练。

我想要说的是，每一次他坐在座便器上小便，就可以得到一朵小红花，每得到一朵小红花，就可以得到一次奖励。奖品可以是一粒葡萄干，也可以是一粒糖果，比如一粒巧克力豆。相信我，这确实会有效果的，但是前提是在那一天里他没有得到其他的奖励。两天之内，我就发现，宝宝会规律性地要求使用座便器，然后得到一朵小红花，从而得到一份小奖品。一旦一种如厕规律形成之后，我就会告诉宝宝，奖品已经用完了。但是我又会告诉他，如果能够再连续三次使用座便器的话，我就会带他去商店买一块特殊的冰激凌。通过这种拖延战术，让他更多次地使用座便器来换取一份更大的奖品，而不是像以前那样每上一次厕所就得到一次奖品。

使用较大的奖品来拖延时间的方法，最后我能达到这种效果，宝宝在一天之内都能很好地使用座便器，而我只需要在晚上给他一次奖励就可以了。

卫生习惯

开始进行如厕训练的早期阶段，需要给宝宝擦屁股，帮他洗手擦手。满3岁的时候，大多数宝宝都会争着要自己来做这些事情。这个时候，教会他们如何正确地擦屁股（女宝宝要从前往后擦）以及如何彻底地洗手就显得很重要了。选用一些样式新颖的香皂，以及带有卡通形象的手巾，都能让洗手和擦手变成一件更加有趣的事情。教会宝宝正确的卫生习惯是很关键的一个环节。

倒退现象

在已经接受了完整的如厕训练之后，所有的宝宝都会偶尔出现意外状况。遇到这种事情，一定要保持冷静，不要因为你度过了几天麻烦日子就忍不住又要给宝宝用尿布。有时候，已经好多个月都不尿床的宝宝或许会发生这种完全的倒退现象。这种现象的发生大概有几个时间点，或者是当家里有新出生的宝宝的时候，或者是当他开始参加儿童游戏组的时候或者发生了其他一些令他情绪变化的事情的时候。如果宝宝在这一方面突然倒退，并且变得更加内向，或者变得更加难缠，并表现出不正常的激进行为的时候，这种倒退可能是由心理上的原因所造成的。如果他的行为是正常的，你就有必要去拜访一下医生，以排除尿路感染的可能性。

无论这种倒退是什么原因造成的，我都不建议重新使用尿布。虽然，这意味着短期内将会洗很多尿湿的裤子，但是如果你足够耐心，足够坚持，不断地鼓励宝宝，你最终将会让他回到正常的轨道上。在这几天的时间里，也有必要做一个进度表，用它来确定这种意外状况多久会发生一次，这会让你能够在发生意外的时间间隔内提醒宝宝去用座便器。如果他不是很愿意使用座便器，在你自己上厕所的时候，可以带他一起去。

同时，和宝宝一起来做用马桶的游戏，这种游戏通常会鼓励宝宝在你使用马桶的时候去使用他自己的座便器。当然，如果你是在他大致的排尿时间和他做这种游戏的话，就更可能取得成功。在他的小红花表格上增加一条线，用以衡量他使用座便器的成果，这对他也是一种激励。

The Power of Play

第3章 游戏的力量

所有的家长都希望他们的宝宝成长为一个受欢迎并且招人喜欢的人。如果一个宝宝能够学会谦让、公平竞争，并且能够体贴周到地为他人的需要着想；那么相比于那些只为自己着想，不愿意与他人分享东西的宝宝，这些宝宝更容易达到上述的目标。游戏是一种非常重要的工具，它能够教宝宝慢慢地理解他的成长环境。

通过游戏，宝宝能够积累经验，并且能够学会他们在社会生活中所需要的重要技能：与人互动和与人交流。我认为，在一个合情合理的环境当中，给宝宝最大限度的游戏时间，对宝宝的快乐成长以及全面发展是有很大作用的。同时这样也可以锻炼宝宝的想象力，帮助宝宝与他的小朋友建立牢固的友谊，更可以让他享受兄弟姐妹之情。一个宝宝，如果在游戏中能够和自己的兄弟姐妹玩得开心，并且能和其他的小朋友愉快相处，那么他一定能成长为体贴周到并且尊重他人的人。育儿过程当中，没有任何事情比这个更重要了。

可以经常安排短暂的时间，让宝宝和其他小朋友一起玩耍。这样做可以让宝宝对和其他宝宝打交道有一定的心理准备。一旦宝宝能够和小伙伴玩得很愉快，就可以开始扩大他的朋友圈，带着他去参加一些活动，让他和更多宝宝一起玩耍。然而在这里需要提出一点警告：有些人数较多的活动可能会非常具有竞争性，因为妈妈可能会夸耀他们的宝宝在某一个方面是多么的出色。请不要落入让宝宝和他的同龄人去攀比某一项技能那样的圈套。每一个宝宝生长发育的速度是不同的，在某一个年龄，某些宝宝可能会有更大的词汇量，或者比其他人更擅长某一种技能，但是从长期看来，这并不意味着他们就会更聪明。多年护理宝宝的工作让我着迷，也让我发现一个有趣的现象，就是一些小时候默默无闻的宝宝，通常很晚才会说话和走路，现在却变成了最聪明和最漂亮的宝宝。

这个阶段，重要的不是宝宝学会某件事的速度有多快，而是他能否快乐地去学。应该给宝宝创造一个令人振奋并且快乐放松的环境，让他在这种环境中去做这些事情。

在游戏中学习

和其他宝宝一起玩耍的过程，实际上也是宝宝学习与人交流和协作，并且开始积累社交技能的过程。2岁之前，宝宝大多数时候是和其他宝宝互不相干地玩耍着，而不是和他人一起玩耍。在这个发育阶段，要确保宝宝经常有机会见到同龄的以及大一点的宝宝，这样可以让宝宝学会分享以及按顺序做某事。这个阶段，宝宝更多的是通过观察和倾听来学习。到2岁的时候，他的身体条件和语言技能将更加完善，这会让他有信心和大家一起玩或者参加集体活动。一个身心条件都已经具备的宝宝，如果在2岁的时候没有机会看到其他宝宝玩耍，那么他可能是不敢加入到他们的行列中。

游戏的类型

不同类型的游戏会以不同的方式来促进宝宝的身心发育，培养宝宝的社交技能。宝宝是一个独立的个体，他会找到自己喜欢做的事。虽然带他去参加不同类型的活动是非常重要的，但是总是强迫他去做一些他不喜欢的事情也是没有意义的。我记得有这样一个例子，有一个15个月大的宝宝，他妈妈拼命地想要培养他的创造性，每天下午都强迫他坐着，让他在那里又贴又画。每天下来，宝宝不是放声大哭就是大发脾气，水被弄洒了，画笔也被扔得到处都是。

最后我终于说服这位妈妈先把她的创造性游戏放在一边，用几周的时间来观察一下宝宝到底喜欢做什么。几周之后，这位妈妈又重新开始了一种创造性游戏，但是每周不超过两次。那个宝宝现在快要8岁了，俨然是一个小小的天才艺术家。要记住一点，越多并不总是意味着越好。尽管宝宝需要通过重复地来做某一件事来学习某种技能，可我还是认为，宝宝是否经常会去做一件事情，取决于他有多喜欢做这件事。

越多并不总是意味着越好，这句话对于玩具来讲也是适用的。在我的经验看来，有太多玩具的宝宝通常更容易感到枯燥，也更不愿意运用他们的想象力。

下面介绍一些大多数宝宝都喜欢的不同的游戏和活动，它们可以帮助宝宝学习不同的技能。

体力游戏

体力游戏对宝宝的健康是非常关键的。它可以让宝宝的肌肉更加强壮，增加宝宝的经历和食欲，还可以消耗掉多余的精力，从而让宝宝在晚上好好睡觉。在第二年里，非常重要的一点就是，开始锻炼宝宝的身体肌肉机能，这可以包括散步、跑步、跳跃、爬山等。在宝宝走路开始稳一些的时候，让他做一些体力游戏能够促进他身体的平衡和协调能力。我也认为，更重要的一点是，体力游戏可以帮助宝宝开发他在日后生活中所需要的社交技能。一个宝宝，如果在童年的时候就在游戏和集体活动中学习了身心协调的技巧，那么在日后他会更有信心地去参加运动和社交活动，比如游泳、网球、滑雪以及马术等。

第二年里,应该为宝宝安排一些游戏和活动。这些游戏应该对宝宝有帮助，比如能让他学会跑、跳、攀爬、上下楼梯、扔球和踢球，或者可以教会简单的舞步。这些体力活动中的一些也可以教你的宝宝理解数量和空间的概念。有一些宝宝天生就比其他人有运动天赋，而体力游戏的目的在于，让宝宝对学习不同技能提起兴趣。

到了第三年的时候，那些在第二年里已经参加了很多不同类型体力活动的宝宝，对跑动和跳跃这样的活动已经有了更多的信心，而且他们对距离和高度等也有了更深刻的理解。在智力上也会对游戏的过程有更好的理解，他会非常渴望参加带有投掷、接住以及脚踢等动作的活动。到了第三年的时候，很可能在没有协助的前提下，他就能够信心十足地去玩一个攀爬架或者滑梯，或者跳下游泳池，甚至还可以游动一小段距离或者骑上童车等。

阅读

给宝宝读书不仅是促进他语言能力提高的一个好方法，也可以教他认识周围的世界，更可以锻炼他的想象力和注意力。开始的时候可以选用一些简单的书，书上的图片应该是他熟悉的东西。在你说出某个东西的名字的时候，鼓励她在书上指出来，比如说小狗在哪里，或者小猫在哪里等。在教会他一个新词的时候，你要缓慢并且清晰地说出来，要让他离你足够近以便能看到你的嘴巴的动作。给宝宝选一些宝宝都喜欢的翻翻书，这些书可以很好地激发他们的想象力，并且促进他们记忆力的发育。

图片集对于开发宝宝的语言能力也有很大的帮助，因为在这些书上面可以找到日常生活中经常可以见到的东西。在18个月到2岁之间，大多数宝宝都喜欢简单的短故事。你可以选一些每页只有一两行字的书。律动儿歌书籍也是非常有趣的，它可以让宝宝参与进来，这对锻炼他的记忆力有很大好处，当某一个词出现的时候他可以跟着读，同时做出某种动作。

创造性游戏

创造性的游戏包括使用颜料、蜡笔、橡皮泥等，它可以帮助宝宝学习有关颜色、形状、质地等方面的知识，也可以训练他的想象力和手眼协调技能，还可以锻炼他的注意力。宝宝2岁的时候，可以让宝宝用特制的很浓的颜料来学习手指画画和颜料画，然后逐渐发展到让他使用粉笔来画画，最后达到使用画笔画画。一旦宝宝能够很好地握住画笔的时候，他画的画就与用颜料棒画的画不一样了，这个时候的画是以一笔一笔的形式出现的。到了第三年的时候，他的画将会变得更有逻辑性，也许就能够画一些看起来像房子和花朵或者人物的东西。

宝宝学习书写和绘画的第一步往往是使用蜡笔。开始的时候，他只是在纸上乱写乱画，但是随着手部力量和控制能力的增强，以及手眼协调能力的提高，他的涂鸦之作开始出现更多的圆圈形状。进入第三年的时候，身体的协调技能应该已经比较完善了，这时他就能够少用一些蜡笔了。他也将能够画一些简单的形状，然后用彩色铅笔给它们涂上颜色。到第四年的时候，你就可以从他的画中大致辨认一些他生活中熟悉的物品和生活中的人物。

2岁的时候，宝宝会开始喜欢玩橡皮泥，但这时他只是非常开心地揉捏着橡皮泥。塑形的模具能够帮他理解不同形状和不同大小的概念。3岁的时候，随着想象力和协调能力的增强，他开始能独立地捏出一些形状，到最后他能够捏出一些他熟悉的物品的形状。

想象力游戏

想象力游戏能够帮助宝宝开发想象力，也可以让宝宝学会表达自己的思想和情感。2岁时，他会拿着绒毛玩具和模型工具玩过家家的游戏。他会给泰迪熊和洋娃娃洗澡喂饭，并且把它们装在小童车里推着假装散步。家里来客人的时候，他会希望他们也加入他的“下午茶聚会”。随着想象力的发育，他会用这种游戏作为表达情感的一种方式。如果他感到生气或者沮丧，他可能会突然打一下泰迪熊或者不给它“喝水”，而同时却会继续拥抱和亲吻其他泰迪熊。

第三年时，宝宝会和他的小朋友开始玩更复杂的游戏。他会简单地化装，按照能想起来的故事书或者动画片的情景来模仿他们喜欢的角色。同时，角色扮演也可以让宝宝学会用想象力来控制局面，并让他们学会如何解决问题。

解决问题的游戏

这一类型游戏包括拼图游戏，形状分类游戏，搭配游戏，以及积木等。这些游戏可以鼓励宝宝去思考如何解决问题，从而促进宝宝的智力发育。同时，这些游戏也可以改善宝宝的注意力和手眼协调能力。当试图把不同部分搭配起来的时候，宝宝可能会变得非常沮丧。可是实际上，学习的全部过程就是要找出什么要放在哪里，什么要和什么放在一起。你要教会他在没有你帮助的前提下，学会使用排除法来解决问题，这也能够减轻宝宝的沮丧感。

社交性游戏

在宝宝快要满2周岁的时候，会有很多迹象表明他想要拥有真正的友谊，并且想要和其他的小朋友一起玩，而不是静静地呆在他们的旁边。一个最显著的迹象就是他开始能够更轻松地把几个词串在一起使用来表达他的想法、情感和需求。他的主要的和次要的肌肉机能已显著改善，这让他在游戏中跑、跳、接住某物时，更加信心十足。

和同龄人一起玩社交游戏能够教会宝宝良好的沟通技能，比如让他学会如何与小伙伴分享东西以及如何互相协作，这可以让宝宝愉快地在集体环境中玩耍。家长可以安排宝宝和同龄人短时间玩耍，也可以带他去参加儿童游戏组，这能够帮助他做好与他人建立友谊之前的准备工作。你可以在角色扮演游戏中用他的玩具来教会他建立照顾他人的意识。比如可以这样对他说：“当你和小朋友分享果汁的时候泰迪熊很高兴”；或者可以说：“多莉很喜欢你，你就轻轻拥抱她”。让他接触一些包含有关切姿态内容的书籍和动画片，这将鼓励他学会关心他人。和你的宝宝一起玩分享东西的游戏时，如果在不需要你提醒的前提下就愿意与人分享东西的话，那么你一定要好好地表扬他。

在他的小红花表格中增加一个项目，当他特别地为他人着想的时候，奖励他一朵小红花，来鼓励他的这种行为。

公平竞争

与人分享东西是每一个宝宝都应该学会的一课。为了让宝宝做到这一点，最好的方法就是确保他有机会定期地与其他宝宝一起玩耍。在两岁以前，宝宝大多数时候都是互不相干地玩耍着，而不是彼此一起玩耍。在第三年时，他们才会开始和其他宝宝一起玩耍。在这个发育阶段，要短暂地安排宝宝和另外一两个宝宝一起玩，这样能够更好地教宝宝学会分享东西和按顺序做事。同时，因为宝宝比较少，局面也比较容易控制，也可以避免宝宝哭鼻子或者发脾气。给宝宝选择小伙伴的时候一定要小心，不要选择那些好斗的或者不懂规矩的宝宝。有时候可以选择一个稍微大一点的，在游戏中懂得给予和索取的宝宝，不失为一种很好的选择。

在把宝宝认为他的小朋友也会喜欢的玩具拿出来之前，要和宝宝进行谈话，让他有一定的心理准备。如果和其他宝宝一起玩的时候，宝宝想要拿走其他宝宝的玩具，不要强迫他把玩具还给那个宝宝。相反，你可以把那个宝宝拉到旁边，给他找一些特别的玩具。宝宝都不喜欢被冷落在一边，当你那样做的时候，你会发现比你强迫他的效果要好得多。宝宝很可能就会把玩具还给那个宝宝了。吃零食时，要鼓励宝宝把饼干让给客人先吃，当他开始关切他人的时候，记住，一定要表现出你的开心和赞许。如果在这样的日子里，他和朋友玩得很乖的话，就奖励他一朵小红花，这对于鼓励他的良好行为也有很大的帮助。

电视和动画片

要选择性地使用这些手段。我认为让宝宝看一定的电视节目和动画片，能够激发宝宝好奇的天性，培养他们的想象力，增加他们的词汇量。然而，大量的研究表明，过度接触电视或者动画片只会起到相反效果。比如会严重妨碍宝宝掌握语言和社交技能，并且也会导致童年时代和日后生活当中的身体不适。带有暴力内容的动画片则会导致盲目模仿行为。我的确也发现宝宝的激进行为和电视节目之间存在着某种联系。在我工作过程中所接触的家庭中，那些一天看两三遍动画片的宝宝，明显要比那些只被允许看恰当节目的宝宝更容易发脾气和出现激进行为。

下面是一些帮助宝宝从电视中受益而不是陷入其中的指导原则：

- 要控制宝宝在一天当中看电视的时段和次数。在我看来，每天看电视两次，每次20分钟左右，对于4岁以下的宝宝而言已经太长了。如果宝宝不睡午觉的话，看一小会儿电视或一小段录像可以帮助他放松身心，也会让你在忙了一个上午之后能有一个养精蓄锐的时机。

- 如果可能的话，在宝宝看电视或者录像的时候尽量陪在旁边，这样你们可以探讨一下节目的内容，如果一个卡通形象在节目中表现得暴力或者淘气，要给宝宝解释，为什么他不应该像那个卡通人物那样去做。

- 给宝宝看的电视或者录像要有一定的选择性。如果经常给宝宝看一些毫无意义并且含有暴力内容的动画片，这对于他的生长发育以及行为举止毫无帮助。

- 尽量提前录制特定的电视节目，那样你可以避免让宝宝看到过多的糖果和玩具促销广告。

设定节奏

2岁的时候，宝宝开始拥有真正意义的自我意识。随着说话和走路技能的健全，他开始变得更加独立，并且他的个性也开始展示出来。家里有处在这个年龄段的宝宝，生活就像是坐在一辆过山车上，因为宝宝已经开始意识到他的行为会影响到别人对待他的方式。在努力让这样年龄的宝宝保持充实和快乐的同时，父母会感到快乐又感到精疲力竭。这也许是宝宝一生中最沮丧的时候，因为他必须努力去完成很多的体力任务，但同时他又不能清晰地表达他的情感需要。在这样一个快速成长的阶段，游戏和社交活动可以帮助他学会走路，说话以及和其他小伙伴们打交道。

做游戏和参加活动在促进宝宝的思维能力，以及帮助他们掌握不同的技能方面都是非常关键的。这个时候还有一点同等重要，那就是每天都要有一段安静时段，那时宝宝可以放松一下并且回想一下他们所做的事情。许多儿童护理专家现在都相信，那些让宝宝醒着的时候一直进行各种活动，接受各种刺激的父母，会把宝宝置于一种风险之中，这样让宝宝没有足够的时间去补充精力。

以我的经验看来，因为那些1岁到2岁半之间的宝宝同时需要学习很多不同的身体的以及思维的技能，所以他们都面临着这样的风险。所有的宝宝都必须按照适合他们的速度来成长发育，所有的宝宝都必须掌握好安静时间和活动时间之间的平衡。当给宝宝安排日程的时候，一定要平衡好游戏活动时间与休息时间之间的关系，这样可以让你每天都有一段时间是安静的，并且每隔一天都要安排一段游戏时间，在那一天宝宝可以运用他的想象来自娱自乐。那些有着过多玩具的宝宝总是很快就变得非常活跃或过于活跃，要求大人越来越多的关注，因为他们非常容易感到枯燥。

还有一点也是非常重要的，就是让宝宝自己玩耍一小段时间，不要总是去取悦他们。如果宝宝已经习惯了一直由你陪着，那么在他和玩具玩耍的时候你要开始离开他3~4分钟，然后再开始陪他一起玩。

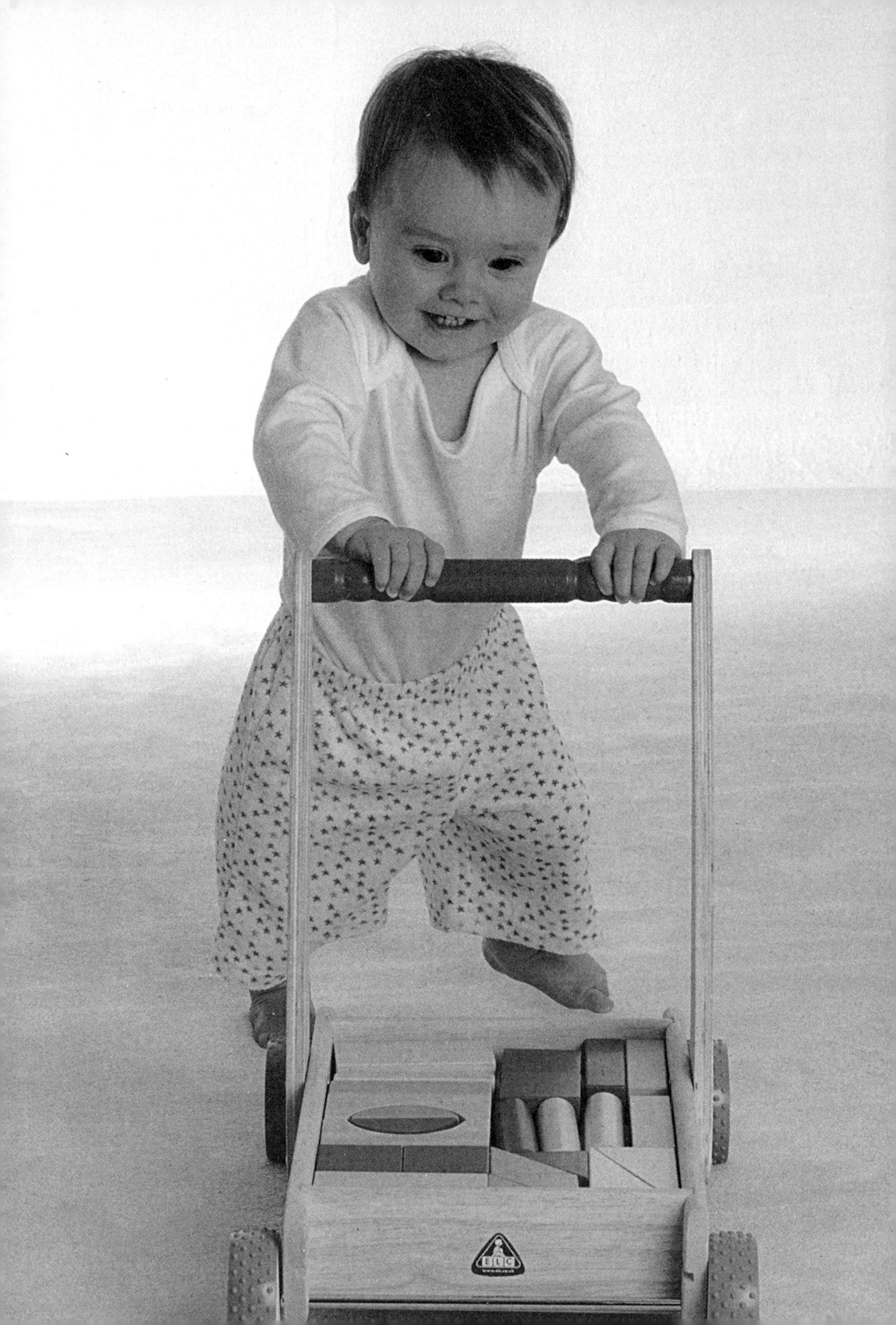

Mother Care, Other Care

第4章 母亲护理与他人护理

和其他人一起护理自己宝宝是一种很正常而且很自然的事情。从最开始的时候，养育一个宝宝的工作一般是由一群人来承担的，通常是一个家庭之内的所有人。宝宝会被很大一群人来照顾，包括爷爷奶奶，叔叔阿姨、堂兄弟姐妹等。只是到了近年来，随着家庭成员之间住得越来越远，亲亲社区被打破了，妈妈必须独自来照料自己的宝宝。护理宝宝的过程中寻求他人的帮助与支持是很正当的，这不仅是为了宝宝的生长发育考虑，同时也是为了你自己着想。

一个比较简单的原因就是你必须要回去工作，这时就需要一个人来照顾宝宝。不论你的工作是全职的还是兼职的。如果有亲戚住在附近，你很幸运。你的宝宝或许已经习惯了被其他人护理。如果没有这样的条件，也不打算回去工作，也有必要考虑周期性地请人来照顾宝宝。这会让你在宝宝2岁那年得到难得的休息时间，在这一年里随着宝宝身体和心理上的要求越来越多，你经常会变得筋疲力尽。如果打算在下一年再要一个宝宝的话，另外请人每周护理宝宝几个小时就更有好处了。

我发现，那些定期让别人来照顾自己宝宝的父母，在处理宝宝的错误行为的时候，会比那些一天24小时照顾宝宝的父母更加耐心和宽容。

虽然你已成为了一个母亲，也不要因为外出一段时间而感到内疚，因为你的生活并不一定要戛然而止。除了护理宝宝以外，每周花一些时间去做喜欢做的事情，这不仅会帮助你恢复精力，也能够帮助你正确地去考虑有关于宝宝生长发育和行为的事情。同时，宝宝也能够学会独立，并且学会一些关键的社交技能。如果决定休完产假之后要回去工作，就要更早地去考虑宝宝的护理问题。

今天，不管工作的性质是全职还是兼职的，都有超过60%的妈妈在哺乳期就重返工作岗位，有一些可能会更早。与此同时，亲戚之间通常住得比较远，很多妈妈就必须考虑护理宝宝的方式。那些重返工作岗位的妈妈通常会感到很内疚，尽管因为经济原因她们别无选择地要去工作。我认为，在没有父母护理的条件下，被其他人照顾的宝宝也可以成长为快乐健康的小孩。重要的是，对如何护理宝宝你是否做出了正确的选择，并且对你所托付的那个人的能力有足够的信心。宝宝护理一般有3个选择，分别是：保姆、儿童托管人员或者托儿所。

保姆

对宝宝的护理而言，保姆可能是最昂贵的一种选择。虽然有传言说政府会给那些雇用保姆照顾宝宝的母亲减税，可是这依然是一个非常昂贵的选择。如果保姆和你们住在一起，你需要考虑饮食住宿，支付的薪水、税金、保险和其他待遇，比如保姆可以开你的车。一个住在外面的保姆可能会便宜一点，但是依然非常昂贵。这种选择很明显的好处就在于宝宝能够在自己的家里被照料，并且有机会和一个人建立牢固的情感纽带。每天的安排、晚上的时间、宝宝的同伴和宝宝的营养都完全在你控制之中。一个好的保姆能够提供最好的母性护理，她可以训练宝宝，和宝宝建立起深厚的感情，让宝宝觉得很开心。

她可以确保宝宝有丰富多彩的日常活动，可以领着宝宝参加音乐组，去公园玩儿，喂鸭子，在花园里踢足球，或者与其他小朋友打交道。她能够安排适合宝宝的每一件事情。

虽然有一些人不愿意让陌生人到家里来，并且对缺乏责任感的保姆不感兴趣：因为保姆只负责一个宝宝，她不会比一个官方组织更有责任感。其他一些父母不愿去想像宝宝与另外一个人形成很好的类似于父母关系的情感纽带，特别是这个人只是暂时出现在他生活当中。一旦你决定雇用一个保姆的时候，最重要的事情就是信任；这个人将全权负责护理宝宝，她能够接触到你们生活的方方面面，因此很关键的就是完全不要后悔你的决定。同时你也必须乐于和你的保姆相处，个性冲突带来的结果往往是灾难性的。另外一个常见的问题就是不同的期望值。

一些父母希望保姆能够帮助看宝宝或者帮助做家务，而保姆认为这会对其限制过多，所以重要的一点就是把所有这些事情事先商量好。同时要记住一点就是保姆是家里的一个雇员，她需要一定的支持和欣赏。一旦她住进家里来了，既要尊重她个人的需求，比如她需要安静的时间，也需要正常的社交生活。

有些女性选择共同雇用一个保姆，这意味着保姆要同时照料两个年龄相仿的宝宝。这让母亲们能够共同分担这笔花销。这种方法通常效果很好，尤其是这些母亲们想要做一份兼职工作时。

下面列出了几条对你选择保姆有所帮助的建议。

- 如果你通过家政公司来寻找一位保姆，不要过于相信他们对保姆的评价。重要的是，你应该与这位保姆的前任雇主好好谈一下，搞清楚他们对这位保姆的工作是否满意。

- 问一问这位保姆她做这种工作有多久了，为什么要选择这个职业。她的期望是什么，什么对她来说最重要？她最喜欢这份工作的哪一点？

- 观察她是如何与宝宝互动的，而宝宝又是如何回应她的。能否与宝宝建立良好的关系是确定是否应该雇用她的关键指标。看看她是否会蹲下来和宝宝一起交流，是否会坐在地板上，是否会玩小火车，或者她是否愿意给她未来的雇主留下良好的印象？

- 她喜欢微笑吗，她看起来是一个积极向上的人吗？

- 她会怎样管教宝宝呢？

- 她了解正确的营养搭配方法吗？

- 建议带着她出去走走，看她如何带宝宝去公园玩耍。看她是否有实践经验，是否有安全意识？

- 她喜欢那些宝宝的活动吗？她在本地是否有一个关系良好的专职保姆人际圈子？宝宝需要参加集体活动，但是她要保证，不会丢下宝宝去和其他保姆聊天。

- 设定一个试用期，看看你们双方是否满意。

儿童托管员

儿童托管员就是一个在她自己家里帮你带宝宝的人，必须在相关部门登记注册，以确保在健康性、安全性、护理和教育等方面符合标准，她的房子至少每隔两年就被检查一次。

儿童托管员的花费通常要比保姆少一些，但是由于照料不止一个宝宝，她们也许不能给宝宝一对一的护理。儿童托管员通常可以照顾6个8岁以下的儿童，其中在任何时候必须有3个宝宝不超过5岁。大多数儿童托管员都会登记3个5岁以下的宝宝和3个8岁以下的宝宝。通常，可能只有1个1岁以下的宝宝；然而，托管员可能会登记护理2个1岁以下的儿童，因为她必须证明她能够满足宝宝的相关需求。托管员自己的宝宝也要被统计在这个数字之内。有些托管员会有一个助手，这样他们也许可以照顾更多的宝宝。

托管员会比托儿所提供更多的单独护理，也会为宝宝提供更多家庭一般的体验。

她们的工作时间更灵活，因为每一个托管员都可以安排自己的时间。她可以把护理宝宝当作一份兼职，或者可以带宝宝去参加学习班、儿童游戏组甚至学校。但是，如果托管员生病了或者她和你在相同的时间度假，是没有候补队员来接替她的，这与托儿所是不一样的。托管员是给自己打工，她们负责自己的税金以及保险。一般是以小时来计费，收费标准因你住的地方而不同。

下面列出的建议将会对你选择一个托管员有所帮助：

- 向本地的相关部门核实情况，确保你所选择的托管员是登记在册的，并且是通过检验合格的，而且没有投诉记录。
- 考察该托管员的从业资质和工作经验，可以向她索取她曾提供过服务的三个家长的姓名、住址以及电话号码，以备参考之用。
- 一定要全面地参考相关人员的意见。
- 询问她从业时间有多久，为什么选择这样的职业，最喜欢这个职业的哪一点？
- 观察她是如何与宝宝互动的，而宝宝又是如何回应她的。
- 她或者她的家庭成员是否抽烟，或者她是否允许来访者抽烟。
- 她家是否养宠物。如果是的话，宠物的垃圾箱是在房间里面的吗？
- 她家的周围有可以散步的花园或者公园吗？那个花园干净、整洁、安全吗？

- 你应该看一下她家里所有用来照顾宝宝的房间。特别注意这些房间是否干净，以及房间里的设施对宝宝是否构成潜在危害。

- 是否有一个单独的卧室，用来放置宝宝午睡用的婴儿床？宝宝午睡的时候是和其他宝宝共用一个房间吗？

- 询问一下她同时照顾多少个宝宝，那些宝宝的年龄，以及需要照顾他们多长时间。如果她要照顾较大的宝宝上学放学，那么在她送宝宝上学、接宝宝回家的时候你的宝宝需要在汽车里等多久。

- 托管员愿意按照你的要求去安排宝宝的睡眠和饮食吗？

- 问她会带着宝宝参加什么样的活动，她又如何去满足所护理的其他宝宝活动的需要。请她描述一天的典型的安排：在照看其他大宝宝或小宝宝的前提下，如何安排宝宝的进食、休息、游戏以及户外活动。

- 询问她将如何处理发脾气的宝宝，如何管教宝宝，如何处理宝宝拒绝吃饭或睡觉的状况。要让她在知道你的看法之前先说出她自己的看法。

- 探讨在她生病或者度假时如何照看宝宝。如果你去度假，你需要付钱给她以便保留你的宝宝位置吗？

- 你是否对托管员家里的整体氛围感到满意？

日间托儿所

这是当前最流行的儿童护理形式，最近几年这种日间托儿机构的数量猛增。通常在那些条件最好的托儿所当中很难占有一个位置。这种形式的护理方式的花销因你选择托儿所的类型而不同：公立和私立的收费标准是不一样的。很多托儿所为符合资格的4岁儿童以及一些3岁儿童提供政府出资或免费的早期教育。对于这一点，你可以从当地的相关机构获取信息。或许你应该尽早注册，因为这种机会经常是供不应求的。大多数托儿所都提供全天的或者某一时段的托管；但是绝大多数的托儿所都把日间托管时间延长到了早上8点到下午6点（这被称之为“包裹式护理”），并且大多是全年开放的。你居住地的儿童信息服务处可以提供当地托儿所的详细信息。

最好的托儿所可以创造一个合理和有序的环境，并为宝宝提供很多有趣的活动，包括大量的游戏和有监护之下的体力活动。这些活动主要是侧重于开发宝宝的说话、倾听、注意力等技能，并且教宝宝学会与他人共同协作和一起游戏。那里应该有舒适的环境，让宝宝休息和睡觉，并且可以提供健康新鲜的食物。

家长通常被日间托儿所吸引，是因为他们喜欢这种官方的性质，以及注册机构的安全性。也是因为在这种机构中通常有不止一个经过专业训练的护工来照顾宝宝。工作人员的数量通常也可以反映出那里宝宝的数量。此外还有其他吸引人的地方就是，那里有大量的玩具，也会安排大量的活动，并且有大量的其他小朋友和宝宝一起共处。然而需要你关注的最重要的一点是那里护理工作的质量。校长或者护工将会对这些护理工作全权负责，他们要能够确保关注每一个宝宝的需要，并且对每一个宝宝的需要做出回应。

日间托儿所也有其不足——最显著的一个就是，很难让宝宝与护工建立亲密关系，可能一个很好的护工辞职了，或者可能护工没有时间与宝宝一对一地相处。如果宝宝需要被特别关注的话，就有必要考虑为宝宝选择一个较小的可以满足宝宝需求的托儿所。另外一点不足就是托儿所的工作时间是设定的，所以面对一些突发问题时没有灵活性；一些托儿所动则会关闭半学期，在学校假期的时候也不会开放，而在这个时候，很多宝宝也是需要入托护理的。

以下的建议将对你选择托儿所有所帮助：

- 咨询主管单位确保该托儿所近期已经通过验收，阅读一下英国教育标准局的相关报告，确保这是一个良好的机构。也可以要求对方出示最近的资质证明。
- 和其他入托宝宝的家长进行沟通，看看他们是否满意宝宝在这里受到的护理。

- 询问该托儿所的人员更替和问责制度等方面的规定。
- 询问护工的资质和所经受的培训情况。
- 观察该托儿所的护工是如何与宝宝相处的。
- 宝宝看起来是否开心，是否愿意和护工相处，是否精神振作。
- 如果宝宝不高兴的话，看看他们是如何来应对的。
- 当你带着宝宝在托儿所中转的时候，看看他是否喜欢那里的环境。
- 那里环境是否非常嘈杂？是否有单独的设施可供每一个宝宝休息。
- 他们给宝宝提供什么样的食物？食物是干净卫生和有营养的吗？可以要求查看一下厨房。
- 那里是否有户外游乐场所？那个场所是否安全可靠，是否配有合适的玩具，是否可以开展各种活动？
- 询问他们在一天里的时间安排，会有什么样的活动，每一项活动会花多长时间？午餐和零食时间是多长？
- 查看那里的盥洗设施状况。
- 宝宝是否有机会去郊游和散步？如果宝宝是全日制入托的话，那么这一点就尤其重要。

Routines for Toddlers (12~36 months)

第5章
宝宝的日常作息（12~36个月）

2岁的时候，宝宝白天所需要的睡觉时间逐渐地减少。家长要以轻松的心态来看待并且适应新的日常作息，因为他不再满足于坐在他的游戏毯上，或者愉快地坐在婴儿车里看着所经历的一切。不断增强的运动能力和智力发育让他非常渴望去探索周围的世界。经常为宝宝组织游戏，带宝宝参加一些训练班，都是满足很多宝宝身心以及情感需要的理想方法，也可以为他日后的社交生活建立一个朋友圈子。

然而，密切关注他的日常作息依然是十分重要的。即便是那些在第一年里睡得非常好的安心宝宝，也可能会在第二年当中突然出现睡眠问题。如果想避免宝宝变得过度疲惫，合理安排好宝宝的睡眠就是非常重要的。在这个阶段，引起很多睡眠问题的主要原因就是过度疲劳，而过度疲劳是因为宝宝被安排了过多的活动。所以合理安排宝宝的社交活动就是非常重要的了，那样可以让宝宝有一些时间不是那样的闹腾。

在宝宝2岁的时候，另外一个常见的导致宝宝睡眠问题的原因是，宝宝白天所需要的睡眠时间减少，但是父母没有发现这种迹象，这种状况可以导致一些睡觉问题。第一年的时候，大多数宝宝每天依然需要睡14~15个小时，包括夜晚的睡眠时间和白天的两次短休的时间。然而，在他们开始学走路的时候，每天所需要的睡眠时间开始逐渐减少到平均每天13~14小时，包括晚上睡眠时间和白天的一次短休时间。

要关注宝宝开始睡眠减少的迹象，以避免出现睡眠问题。下面列出的迹象将帮助你判断宝宝是否已经在减少他白天的睡眠时间。

- 大多数宝宝在15~18个月大的时候开始表现出睡眠时间减少的迹象，但是对于有些宝宝而言这种迹象出现的会稍微早一些。

- 在上午9:30的时候，宝宝需要花费越来越长的时间才能睡着。或者很容易睡下，但是只睡了15~20分钟就醒来了。

- 他上午睡觉的时候睡得很好，但是午睡的时间变短了。

- 晚上需要花费更长的时间才能安顿他睡下，或者起床的时间比以往更早了。

通过观察上述的种种迹象，你将能够合理安排宝宝白天的睡眠时间以确保他晚上睡眠不受影响。

1岁之后给宝宝确定一个作息规律

因为宝宝没有确定的作息规律，很多家长给我打电话，问我在第二年中再给宝宝确定作息规律是否已经晚了。当然这绝对不会晚，但是很明显这样做的难度会更大些。在这个时候很多宝宝依然还在吃奶或者喝奶粉，并且已经了解了不同的睡眠模式。在白天的时候除了被抱到汽车或者放在婴儿车外出的时候，宝宝一直都在睡觉。在晚上还是经常需要吃奶或者要被抱起来轻轻地摇晃后才能睡着。在我所接触的所有案例当中，这种宝宝通常一个晚上要醒来好几次，家长又不得不给他喂奶或者把他抱起来摇着才能让他重新入睡。在第一年里，家长在处理这种问题的时候通常采用抱着这样一种形式。只要宝宝到了1周岁，开始学走路的时候就可以用掉他多余的精力，那样就会更加容易安顿他睡在婴儿床上了。但是这种情况是很少会发生。通常的情况却是，当宝宝开始学走路变得过度疲劳的时候，晚上不愿意睡觉的情况会发生得更多。把宝宝抱起来摇来摇去也是令人筋疲力尽的。但是在宝宝乱动，非常烦躁而且过度疲劳的时候，想要通过这种方式让他睡着几乎是不可能的。

我建议，要合理安排好宝宝白天吃的东西和睡觉的次数。因为宝宝已经了解了这些事情和睡觉之间的联系。虽然他们要帮助宝宝入睡，但是规范宝宝的睡眠时间是建立一个作息习惯的第一步。

如果宝宝还没有一个作息习惯，并且你想要为宝宝建立一个规范的作息习惯，下面的指导原则可以帮助你：

- 查阅有关宝宝年龄段作息习惯的章节，按照上面的说明来合理安排宝宝白天吃饭和睡觉的时间次数。在这个阶段，你依然需要用通常的方法来协助他入睡。比如你需要给他喂奶或者需要把他抱起来摇的方法，或者需要把他带进汽车等地，你可以继续这样做，但是你要按照书上所列出的时间来进行。

- 宝宝1岁开始，每天需要喝350~600毫升的牛奶。如果宝宝每天喝的牛奶超过了这个量，他就不再愿意吃足够的流质食物。也就会导致一个恶性循环，在晚上还要给他喂奶。因此逐渐减少牛奶摄入量，以便使他的流质食物摄入量增加就显得非常重要了。然而在白天睡觉时间没有固定下来之前，晚上应该继续用牛奶来让他睡觉。如果在还没有减少白天过渡摄入牛奶量之前就取消了晚上的牛奶，他很可能一个晚上都醒着，吵得叫着要吃的。在第二天白天会非常疲惫，很难让他清醒，这样也就不可能安排他白天的睡觉时间了。

- 如果你还是通过给宝宝喝牛奶的方式来安顿他睡觉，在白天一旦发现他开始有规律地按照作息时间睡觉的话，就可以减少他在短休之前摄入的牛奶。如果他还在吃奶，就逐渐减少吃奶的时间。如果宝宝是吃的配方奶粉，就减少给他冲奶粉的量。但是等到晚上醒来的时候你还是要像往常一样喂他。正如前面提到的一样，在这个阶段，让宝宝半夜醒着没有任何好处。

- 几天之后，你会看到宝宝在摄入流质食物方面有明显改进。一旦这样的话，在每天晚上他醒来的时候就可以减少给他喂奶的时间。如果他吃的是配方奶粉，可以把奶粉冲得淡一些，或者减少奶粉的量。

如果不能确定他在这个年龄需要摄入什么样的流质食物请你参照本书15页上面的指导原则。通过逐渐减少在夜里他一餐的饭量，可以促使他在下一次醒来的时候多吃一点，这样将有助于减少他醒来的次数。一旦每天晚上都需要吃一次东西的时候，你还是可以逐渐地减少给他吃东西的分量。最后可以达到这样的结果，需要喝点儿水或者一个拥抱就可以安顿他入睡。

- 在两周的时间内，白天睡觉的次数应该有规律。应该逐渐增加宝宝摄入的流质食物的量，并且逐渐减少他在白天短休之前喝牛奶的量。他在夜里醒来的次数也应该会减少。一旦达到了这样的效果，你就可以尝试着这样做，在白天或者晚上安顿他睡下的时候，既不给他吃东西也不把他抱起来摇晃。这样他肯定会哭，但是不会超过10分钟，最多20分钟。当他在夜里醒来的时候，应该花10~20分钟时间重新安顿他睡下。如果超过这个时间他还不能睡下，或许就应该使用一些睡眠训练方法。最常见的两种方法是逐渐撤离法和控制哭泣法。还有另一种选择，卫生巡视员或者医生会让你带宝宝去看睡眠门诊，那里的医生会提供给你关于睡眠训练的建议。因为你已经给宝宝规划了有规律的睡眠次数，所以不论你选择哪一种睡眠训练方式，都会在7~10天之内产生效果。

适应新的作息规律

在我的经验看来，早7点到晚7点的作息规律对于大多数宝宝都有着很好的效果，虽然大多数父母都在设法适应这种作息习惯，以便他们在周末能睡个懒觉或者让宝宝在夜里晚一点醒来。

尝试适应这种作息规律的时候，一定要牢牢记住一点，即在一切都已经准备好的前提下，宝宝早晨去参加一个定期的儿童游戏组或者托儿所的时候，无论如何都要让宝宝在早上7点起床。让一个满18个月大的宝宝睡懒觉的结果，往往是你需要帮他穿衣服，因为很匆忙。从长远来看，可取的做法还是让宝宝有机会自己来学会这种重要技能。

对于年满18个月的宝宝自己学习穿衣服的重要性，可以参考本书第9页。作息时间的调节措施对一些宝宝有效，但并不是对所有宝宝都有效，所以当宝宝不喜欢这种作息规律的时候不必失望。

早7点到晚7点作息

宝宝如果严格遵循原来的早7点到晚7点作息规律的话，一般来讲，会首先减少上午的短休时间。在早上9点到9:30的时候要安顿他睡觉，会花越来越长的时间。如果宝宝在这个时间段里睡了10~15分钟，并且一直很开心地待到午睡时间，就可以把这一段睡觉时间完全取消。在那以后，大多数宝宝在中午的时候仍然需要睡满2个小时，一直持续到快要满2周岁的时候。也有一些宝宝在大概18个月大的时候就开始减少午睡时间。有些日子里他们每天会睡2个小时而另一些日子每天或许是睡1.5小时。如果宝宝在这2个小时之内不睡觉，但是看起来很开心，我建议你不要去催促他。一个宝宝如果能够安静地独处，最终他会学会在不睡觉的时候如何放松和补充精力。这样，对他完全不睡午觉的时候是有很大帮助的。

早8点到晚7点的作息

宝宝满1岁的时候很多家长采取这种作息方式。也有其他一些家长在平日里使用早7点到晚7点的作息，而在周末想睡懒觉的时候就使用早8点到晚7点的作息规律。当然如果想要让这种方式发挥作用，你还是必须要在7点的时候把宝宝叫醒，或者他在7点钟醒来后尽快地再度安顿他入睡。他的房间里面越黑就越容易这样做。一个未满18个月的宝宝，如果早上一直睡到8点钟，即使他平时白天都要睡一觉，也不要让他上午再短休一次了。他的午餐时间应该稍微提前一点，那样他可以在12点半以后就去睡他2个小时的午觉了，并且在晚上7点睡觉。对一个已经超过18个月大的宝宝，如果早上8点钟起床，在晚上7点钟就想让他睡觉的话，在下午1点钟之前不要让他睡觉，并且午觉的时间不要超过1.5小时。

早7:00~7:30到晚8:00的作息

通常，使用这种作息时间的是那些都在工作的父母，下班回家以后，他们想要和宝宝待一会儿。这种作息规律对大多数宝宝都是有效的，但是也存在着一种风险，那就是宝宝更容易出现过度疲劳的问题。为了避免这种问题，在上午的时候，无论时间长短，家长依然应该鼓励宝宝睡一会儿觉。这样能够帮助宝宝一直坚持到下午1点，再睡2个小时的午觉。早上短休和下午的午睡能让宝宝开心地适应晚上7:30~8:00点睡觉的作息。如果发现这种作息规律使宝宝非常疲惫，可以尝试着每天稍微把他的睡觉时间提前一些。

12~18个月大宝宝的作息时间安排

进餐时间

早餐：7:00~7:30

午餐：12:00

下午茶：5:00

短休时间

上午短休：9:30

午睡时间：12:30~2:00/2:30

白天最长睡眠时间：2小时

上午7:00/7:30

- 宝宝早上一般会在6:30~7:00之间醒来。可以先给他更换尿布，然后给他喂奶，或者把1杯全脂牛奶盛放在水杯里给他喝，然后给他吃一些流质食物作为早餐。

上午8:00/8:30

- 在宝宝愉快地玩一会儿的时候，做一些家务。你会发现，这个时候是把衣服放进洗衣机，并且给他准备午餐的好时候。

- 如果他还没有刷牙洗漱，那么这个时间可以用来做这些事情。

- 根据宝宝起床的状况，他现在需要15~30分钟短休。通常，这一觉是在去公园或者儿童游戏组的路上睡的，这个时候宝宝在汽车或者婴儿车里。如果你想让他在午睡的时候睡得好的话，就不要让他现在睡觉时间超过30分钟。

- 如果他在早些时候已经喝完牛奶吃过早餐，这个时候他可能只需要喝一点水，一点稀释的果汁，一小片水果。但是，这些东西必须在上午10点之前吃。

上午10:00

- 这个时候是宝宝精力最充沛的时候，如果想避免宝宝感到枯燥，就需要和他玩一些游戏。可以去一次公园，游泳池，或者去参加其他一些群体活动，这样也能够让宝宝消耗掉一些精力。如果不太可能外出，在花园里或者房间里好好地玩耍的话，你就需要多花费一些时间和精力照看他了。

上午11:30

- 宝宝的精力现在开始下降，他会感到肚子饿。尽量留够时间回家给他准备午餐。

中午12:00

- 在你准备午餐或者给宝宝热饭的时候，如果他显得很烦躁，就给他一小片儿蔬菜或者水果让他嚼。在让他吃大部分的流质食物之前，不要给他喝水或者果汁。

- 在一切准备就绪后，鼓励他坐在一个较高的椅子上，自己吃一片水果或者一块奶酪，这个时候可以收拾一下午餐的东西。如果他不想再吃更多的东西了，在你收拾碗筷的时候，给他一个玩具和一本书。

- 当他坐在很高的椅子上的时候，你一定要陪在旁边。

- 大致在这个时候，他应该开始躺下睡他白天的大觉了。睡觉之前他应该洗脸和手，并且更换了尿布。

- 从躺下开始，他睡觉的时间不要超过两个小时。如果他早上睡到7:00~7:30才起床，并且在上午睡足了30分钟的话，这次睡眠时间应该稍微短一些。

下午2:30/3:00

- 这个时候，他需要喂奶，或者1杯牛奶，亦或者1杯稀释的果汁。

- 给他1小片水果作为零食。

下午3:00

- 如果他在上午进行了极大的消耗体力的活动，在下午就要尽量安排一些安静的活动。而如果他上午比较安静的话，那么下午的时候就给他多安排一些体力活动。如果天气允许，在晚间茶点之前，在公园里短距离散散步，在花园里小跑一圈，呼吸一点新鲜空气，这都是在上午的活动之外很好的安排。

下午5:00

- 晚餐之前，最好把他玩的大部分玩具都收拾起来。一个非常活泼的宝宝在吃完晚饭之后又会精力充沛，太多没有收拾起来的玩具会让你很难把宝宝弄上楼去洗澡。同时，有一些宝宝在睡觉前都会变得疲惫和烦躁易怒，这时收拾玩具就会变成一场小小的战斗。

- 睡觉前，一定要让宝宝干干净净洗完手再睡，特别是在他出去玩之后。如果宝宝在午餐的时候，就摄入了足够的蛋白质，晚间茶点可以简单一些，汤和三明治、意粉拌酱和一些可以用手抓着吃的食物都是比较好的选择。在晚间茶点的时候，他需要喝1杯水，或者1杯牛奶，亦或者是稀释的果汁来搭配茶点，但是在给他喝饮料之前，尽量鼓励他把大部分的流质食物都吃完。

下午5:45/6:00

- 即使他的睡觉时间是在晚上7点以后，在用过晚间茶点之后尽快进入他的就寝环节是很不错的选择。他正处于自己学习穿脱衣服的年龄（在你的帮助之下），因此你要预留出富余的时间来，这个年龄的宝宝总喜欢磨磨蹭蹭，如果你操之过急，他们就会发脾气。在他快要满18个月大的时候，或许会想要自己短暂地坐在座便器上。所有的这些现象都是他学习的一部分，这都会帮助他建立自信，让他更加独立。正因为如此，充足的时间就显得非常重要，这样会让你不至于一开始就对他失去耐心。

- 学走路阶段的宝宝花在洗澡上的时间要比较小的婴儿长一些，因为他们的肌肉控制能力和手眼协调能力更加强，所以在洗澡的时候总是会玩水。你也可以给他一小块海绵或者一块法兰绒，让他自己学着给自己洗澡。
- 用10~15分钟的时间来给他擦干身子，擦点护肤油，穿上衣服。最好鼓励宝宝一起来做这些事情。

- 无论何时，只要是可能，尽量在楼上给宝宝喝睡前牛奶和给他讲故事，因为一旦带他在楼下客厅做这些事情的话，就很难再把他带回楼上了。

下午6:30/7:00

- 一旦宝宝穿上衣服准备睡觉的时候，一定要把屋子里的灯光调暗，以便让他意识到现在已经是安静时间了。鼓励他来选择故事书，并且加入到讲故事的过程中来。可以让他帮着翻页，指出书上的某个东西，叫出那个东西的名字。

- 用15~20分钟的时间来给他讲故事和让他喝睡前牛奶，时间再长的话，就会让宝宝再度精神起来，那就很难再安顿他睡下了。在他睡觉之前，要确保他已经彻底地刷过牙了，也不能让他躺在婴儿床上喝牛奶。这不但会养成很坏的睡眠习惯，也是造成龋齿的一个主要原因。

- 这个阶段，一些宝宝不愿意被大人放下。放一盘儿歌磁带通常能对安顿宝宝睡觉有所帮助。

进餐

我建议，满1岁的宝宝所有饮品，包括牛奶，都应该装在一个带嘴的小水壶里给他喝。现在，他每天需要的牛奶量最少是350毫升，最多600毫升。第二年里，宝宝生长发育速度会很自然地变慢，所以宝宝食量突然减少是很常见的现象。这种现象是很正常的，反而，倘若宝宝吃的大部分食物都是泥状食物，并且继续用奶瓶喝过量的牛奶的话，则说明存在问题了。据我看来，在宝宝满15个月之后，就很难再把他的奶瓶拿掉了，满1岁的宝宝会更加依赖它。

如果你还没有这样做的话，可取的建议就是尽快地把他的奶瓶拿掉，并且逐渐地给他吃一些可以用手抓着吃的食物。开始的时候，给宝宝吃的东西大部分都要捣碎，或者切成块或者片。

尽管第二年里宝宝的食量减少是很正常的现象，可是如果让宝宝继续用奶瓶喝东西，或者继续吃捣碎的食物的话，拒食会变成一个很实际的问题。

如果发现吃饭时间变成一个和宝宝互相较劲的战场，请您参看本书的14到16页的内容来应对这种现象。

12~18个月宝宝白天的食谱大致如下：

早餐

喂奶或者用水杯给他喝150~180毫升全脂牛奶

早餐麦片加上牛奶和水果，或者

稀饭加上牛奶和水果，或者

烤面包片上面加一些豆子，或者

烤面包条蘸黄油，或者

果酱有机酸奶加上果酱，或者

水果片

上午茶

水或者稀释果汁，盛在水杯中

小片水果

午餐

鸡肉桃子沙锅，外加米饭或者土豆泥，或者

鱼肉外加奶酱，以及胡萝卜，甜玉米，或者

羔羊肉火锅外加烤小土豆或者扁豆，或者

鲑鱼和花菜意粉，外加胡萝卜块，或者

金枪鱼烩饭外加什锦蔬菜，或者

鱼肉饼、鱼肉条外加土豆以及什锦蔬菜

酸奶、鲜水果、奶酪和米饼

用杯子喝水或者稀释的果汁

下午茶

用杯子喝水或者稀释的果汁

一小片水果，或者米饼，或者普通饼干

晚间茶点

烤土豆外加乡村奶酪，或者

蔬菜披萨外加蔬菜沙拉，或者

蔬菜通心粉高汤外加三明治，或者

烤花椰菜外加烤小土豆 ，或者

蔬菜意粉外加奶油酱汁

牛奶布丁，有机酸奶和水果泥，或者

胡萝卜片或者香蕉饼

120毫升牛奶或者水，或者稀释的果汁，用杯子盛给宝宝。

睡觉时间

喂奶，或者180毫升全脂牛奶，以带嘴的小水壶盛给宝宝。

睡眠

即使宝宝晚上能睡到11小时或12小时，在白天依然会睡2~2.5小时。白天睡觉时间包括两次短休的时间。假如宝宝满18个月了，白天应该需要短休一次就够了。

理想的状况是，这次睡眠应该安排在午餐之后，因为它能够帮助宝宝更好地度过这个下午，其效果要比上午更长时间的短休要好。即使你的宝宝已满18个月大，晚上睡觉质量很好且白天还能睡两次，你也要着手逐渐减少其上午的睡眠，直至最终把它取消，尤其是在他入托前几个月中更应该如此。根据我的观察，满18个月以后仍然每天睡两觉的宝宝到入托的时候很难取消掉其中的一次。如果宝宝看起来需要更多的睡眠，你最好让他在早上起得稍微晚一些，而不是要每天睡两觉。

生长发育

这个阶段，宝宝的协调能力和动手能力会显著增强，他会变得越来越独立，想自己吃饭，自己刷牙，并且想自己穿脱衣服。虽然他未必总是能正确地做到这些，但是你还是要鼓励他为此做出的努力，在他吃饭和睡觉的时候也预留出一些时间，以便让他有机会学着做这些事情。1岁时他倚着家具到处走，到18个月时就能够稳稳地走路了。开始时呀呀学语，后来慢慢就会说一些单个的词语，并且随着词汇量的增长，他逐渐能够把两个或三个字串在一起使用。

下面列出了你可以在这个阶段鼓励宝宝做的事情：

- 所有的牛奶和其他饮料都应该装在一个带嘴的小水壶中。

- 自己用汤匙吃饭。询问他将要用汤匙去取用哪一种食品，比如，土豆、胡萝卜、花菜等。这样会让他学会不同食物的名称。

- 自己穿衣服脱衣服。鼓励他把自己的脏衣服放进脏衣篮里。

- 自己洗漱。问他自己的肚子在哪里或者膝盖在哪里，然后帮他洗哪个部位，这可以帮助他记住自己身体不同部位的名称。

- 拉着你的手上楼梯，或者自己下楼梯。在下楼梯的时候，或者爬下来，或者用屁股一个台阶一个台阶挪下来。

下面列出的玩具和活动，能够帮助宝宝开发不同的技能：

- 蜡笔和粉笔

- 形状分类玩具和简单的拼图

- 橡皮泥

- 带有日常生活中常见物品简单图片的书籍。鼓励宝宝去看，在书上指出这些物品并且说出它们的名字，开发他的语言能力和注意力。把翻翻书放在宝宝能看见的位置，以便在你读的时候让他能够参与进来，这样能够极大地激发他的想象力。在18个月之后，对于那些能让他参与其中的短篇故事书和儿歌书，他会非常喜欢。

- 教给宝宝一个新词汇的时候，要确保你说得缓慢并且清晰，还要让他坐得离你近一些，以便能够看清你的嘴唇的动作。尽量不要一次教他太多的新单词。每一次都集中教几个单词，并且在每天和他谈话的时候都使用这些单词。一旦他把这些掌握之后，再选一些新的单词来教他。

- 每周带宝宝参加几节活动课，对开发他的各种技能是有很大帮助的。通过在其他宝宝旁边玩耍，一起看着其他宝宝玩，他能学到很多的东西，这会让他最终学会如何和其他小伙伴活动。每周安排一节游泳课，这也是改善身体协调能力的一种很好的方法，并且能够让他消耗掉多余的精力。

- 一旦你的宝宝能够稳稳地走路的时候，捉迷藏就是一种很棒的游戏。它能够消耗掉宝宝多余的精力，同时，因为他需要思考哪些新的地方可以隐藏，也能够开发宝宝的想象力和记忆力。

- 一些可以推行的玩具，比如三轮车，可以推着的小狗或其他小动物，玩具童车等，能够培养宝宝的平衡能力、协调能力以及操纵能力，在这样的过程当中，宝宝必须非常自信地向前看，学着走人行道，学着向后退。宝宝玩角色扮演游戏，模仿他所能看见的日常活动，他会运用记忆力和想象力，这些游戏对于开发他的这些能力也是有意义的。

过家家游戏——拿着玩具娃娃、绒毛玩具、假的食物、茶具以及其他家用器具的模型来做游戏，能够让宝宝明白什么是分享。在玩过家家游戏的时候，宝宝对待玩偶的方式，以及与其他宝宝互动的方式，都是他内心情感的流露。在玩这种游戏的过程当中宝宝会学会使用他的想象力，在他再大一些的时候能够更容易地找到解决问题的方法。活动玩具或者带有拉链、钮扣、按扣等的洋娃娃，能够帮助宝宝学会自己穿脱衣服。

18~24个月宝宝的作息时间安排

进餐时间

早餐：7:00~7:30

午餐：12:00~12:30

晚间茶点：5:00

短休时间

中午12:30/1:00~下午2:00/3:00

最长睡眠时间1~2小时

早上7:00/7:30

宝宝通常在早上6:30~7:00之间醒来，你可以先给他更换尿布，然后喂奶或者用带嘴的小水壶给他喝一杯全脂牛奶，然后让他吃流质食物。

饭前要鼓励宝宝自己洗手（还是需要在你的帮助下进行）。

上午8:00/8:30

- 这个时候让他自己玩一小段时间，你也可以有时间做一些自己的事情。我通常用这个时间来收拾早餐的碗筷，把脏衣服装进洗衣机，并且为他准备午餐。

- 如果再早一些的时候还没有给他刷牙洗漱穿衣服的话，这时，应该来做这些事情。大部分的衣服要让他自己来穿，但是你要帮他扣扣子。

上午9:30/10:00

- 取决于他什么时候醒来并且什么时候用的早餐，他现在需要喝一小杯水或者是兑好的果汁，外加一小片水果。

- 不要在10:00之后再给他吃这些东西，那样会减弱他午餐时候的食欲。

上午10:00

- 宝宝精力在这个时候达到顶点，为了避免让他感到枯燥，你可以带着他玩一会儿。比如去一次公园，参加一次本地的儿童游戏组，去游泳或者参加一些其他的集体活动，这些都能够消耗掉他的精力。如果出去玩耍不太可能，并且他可以愉快地在家里或者花园里玩耍，那么就必须抽出一些时间来陪伴他。

- 尽量每周带他去参加一两次儿童游戏组，或者安排一个游戏日，把他留在那让别人照管，这样能够让他做好入托之前的心理准备。

中午12:00/12:30

宝宝的精力开始下降并且会感到肚子饿。尽量预留出足够的时间带他回家做午餐或者热一下已经准备好的午餐。如果宝宝早晨起来得非常早，就要把午餐的时间提前10~15分钟，避免他到时候太累了而吃不下东西。

- 在给他喂午餐的时候，如果他很烦躁，让他嚼些爱吃的小片水果或者蔬菜。在给他喝水或者勾兑均匀的果汁之前，要先给他多吃流质食物。并且，要让他用汤匙自己吃饭，并把大部分的都吃完。要尽量在午餐的时候搭配一些小零食。

- 在他吃完了主食之后，给他一小片水果或者奶酪吃，你好趁这个时候收拾一下碗筷。如果他不想再吃什么东西了，给他一个玩具或者一本书，让他自己去玩。

• 坐在一个特制的小桌子小椅子上面，或者使用一个垫脚凳坐在大人的椅子上面，或许是他最高兴的时候。在他吃饭的时候，一定要有人看着。

• 要经常记住，在饭前饭后鼓励他自己洗手擦手。

中午12:30/1:00

• 这时，他应该躺在床上，准备睡一天之中最长的一觉。在睡觉之前，他应该已经洗漱完毕，并且已经更换了尿布。

• 从他躺在床上开始，睡觉的时间不要超过2小时。如果他早上是7:00~7:30之间或者更晚的时间起床，那么这一觉或许需要睡得稍微短一些。

下午2:30/3:00

• 这个时候他需要喂奶，或者用杯子给他喝一杯牛奶或者勾兑均匀的果汁。

• 给他一小片水果作为零食。

• 如果他在上午进行了非常剧烈的体力活动，下午时尽量安排安静一些的活动。如果他在上午的时候比较安静，就在下午鼓励他多做一些体力活动。如果天气允许的话，除了早先进行的活动之外，在晚间茶点时间到来以前，去公园里面短距离的散步或者在花园里面小跑一圈呼吸一些新鲜空气，也是一种不错的选择。

• 在晚间茶点时间到来之前，要鼓励他把玩过的玩具收拾起来。

• 在给他喝水、喝牛奶之前，要给他吃大部分的流质食物。睡前喝牛奶还是很重要的，一定要保证宝宝每天最基本的牛奶摄入量。

• 尽量保证在吃饭的时候能够搭配一些小零食

• 吃晚饭以后，当他帮着把空碗和水壶拿到洗碗槽的时候，要鼓励他学会说谢谢。

• 饭前饭后都要让宝宝洗手。

下午5:45

• 他用完晚间茶点和上床睡觉之间的时间间隔不要太长。处于这个年龄的宝宝非常容易再度精神振奋，如继续把他们留在楼下玩玩具，他们会忍不住开始另外一轮的活动。

• 你也许可以牵着他的手，让他一步一步地爬上楼梯。

• 洗澡的时候，他应该能够自己脱掉几乎所有的衣服，并且能够凭借经验找出脏衣篮在哪里。

• 在准备给他洗澡的时候，应该鼓励他坐在他的座便器上待一小会儿。

• 在擦干身体和擦油的时候他依然需要你的帮助，但是给他换上尿布之后，应该让他自己穿上睡衣，你帮助他扣上扣子。

• 让他选择第二天穿的外套。给他两个选择，让他选一个，并把选好的衣服摆好准备第二天穿。

• 把光线调得暗一些，让宝宝知道现在已经是安静时间了，鼓励他来选择所需要的故事书，并且在讲故事的时候鼓励他一起参与进来。现在可以给他读一些非常简单的每一页只有一两个故事的那种故事书。可以让他帮着翻书，并且指出故事里的东西和角色。

• 这个阶段很多宝宝喜欢拖延睡觉时间，或者改变睡觉的作息习惯。不要因为他的一些小把戏，你就让步，比如他会让你再讲一个故事或者再喝一杯牛奶。尽量要保证睡前讲故事和喝牛奶的时间不要超过20分钟。如果宝宝躺在床上还黏着你，就让他听20分钟左右的儿歌或者故事磁带。

- 在睡觉前给他喝牛奶的时候要装在一个大嘴的小水壶里面，并且在睡觉前要确保他已经刷完牙了。

- 给他讲故事的时候，无论是在椅子上还是在床上都让他习惯于坐在你的旁边，这样是非常不错的。

这样能让宝宝在有弟弟妹妹出生以后能够适应与现在不同的作息规范。到了那个时候，或许你可以把他放在你的膝盖上，一边给宝宝喂奶，一边给他读故事。

进餐

除了摄入足够的流质食物以外，宝宝每天仍然至少需要350毫升的全脂牛奶。通常状况下这些牛奶的一半是上午的时候喝一次，睡觉之前再喝一次。如果可能的话在晚间茶点时间也喝少许的牛奶。不过在这个阶段很多宝宝开始不愿意喝牛奶，如果发生这样的情况，要保证宝宝每天摄入足够的酸奶、奶酪和其他富含钙质的食物。

这个阶段宝宝吃饭的习惯可能会非常古怪。有些时候会大吃特吃而有的时候又几乎不吃。几天之后，几乎所有的宝宝都能够把握食物的平衡，从而来满足自己身体对营养的需要。如果非常关切宝宝吃的是否已经足够，你可以做一个食物日志。这样能够帮助你确定他的营养需求是否得到满足。如果觉得他的营养需求没有得到满足，就有必要和你的卫生巡视员来探讨一下他的吃饭习惯。

给宝宝提供食物的类型也能够极大地影响他的食欲。很多种类的儿童酸奶和麦片都富含糖分以及添加剂，这两种物质都能够影响宝宝的食欲，让他不愿意吃更健康的食品。同时也要限制他在两顿饭之间饮用的果汁量，对于零食的种类也应该有所限制。两次吃东西的时间尽量间隔2小时左右，让他吃一些新鲜水果或者米饼，稍迟一些再吃一些饼干。同时，在这个阶段要尽量避免给他吃薯片，腊肠火腿，以及其他一些含盐量高的食物。

宝宝现在进餐时应该用汤匙自己吃饭了，虽然有的时候他也会用手指头来帮忙。鼓励他用汤匙，在他这样做的时候要表扬他，而他不愿意这样做的时候也不要大发脾气。最重要的事情是让他自己愿意去使用它。

在他2两岁以后，吃饭的时候可能就能够同时使用汤匙和叉子，而不怎么再使用手指头了。在这个时候你也可以时不时地让他用水杯或者没有盖子的水壶喝东西。然而你要有心理准备，偶尔发生一些意外状况是正常的，遇到这些状况的时候千万不要发火。

在他过于疲惫或者想发脾气的时候，就最好不要用杯子给他喝水了。可以用一个带嘴的水壶，因为在他疲惫或者不开心的时候，更可能会发生一些意外状况。

你应该鼓励他在饭前自己洗手，饭后擦嘴洗手。在洗脸盆下面放置一个小垫脚凳，让他能够自己够得着水龙头。洗手的时候你要在旁边看着，不要让他去碰热水龙头。

宝宝18~24个月大的时候，他每日的菜单大致如下：

早餐

150~180毫升全脂牛奶，用广口杯盛放
早餐麦片外加牛奶和水果，或者
稀饭外加牛奶和水果，或者
面包片外加烤豆子，或者
面包片外加摊鸡蛋，或者
面包条蘸黄油或者果酱
有机酸奶外加水果泥或者水果丁

早间点心

水或者勾兑均匀的果汁，用广口杯盛放

水果片

午餐

意大利肉酱面外加青豆和甜玉米，或者

蘑菇鸡肉或者清炒杏，或者

小的鲑鱼肉串，或者

鱼肉条和什锦蔬菜，或者

猪肉苹果沙锅，或者

鲑鱼肉以及花椰菜乳蛋饼

酸奶，鲜水果，奶酪，以及米饼

下午点心

水或稀释的果汁，用水杯盛放

小片水果或者米饼/普通饼干

晚间茶点

儿童炒饭，或者

中式面条，或者

蔬菜鸡蛋饼，或者

鸡蛋面包，外加烤土豆

牛奶布丁，或者

酸奶，水果泥或者水果片，或者

胡萝卜或香蕉饼

120毫升冲好的奶粉、水或者稀释的果汁，以广口杯盛放

睡前饮品

母乳喂奶或者180毫升全脂配方奶粉

睡眠

到18个月大的时候，大部分宝宝上午时间不再睡觉，只是在午餐之后睡1.5~2个小时。

如果宝宝习惯上午睡的时间长一些而不再睡午觉，那么晚上睡觉的时候他会比过去更容易感到疲惫，很可能躺在床上就沉睡过去。这样会让他第二天早上醒来得早一些。倘若出现这种情况，就每隔几天把他上午睡觉的时间缩短10~15分钟，从而让他在午饭之后再睡一觉。一旦他在上午仅仅需要睡10~15分钟，而午觉需要睡觉1个小时左右，就可以把上午的睡觉时间完全取消，从而让他午睡时间能够维持在1~2个小时之间。

如果宝宝在满18个月之前的上午就不再睡觉了，或许也可以把午睡时间也缩短一些。有的时候他每天需要睡满2个小时，而其他时候每天只需要睡1个小时，具体能睡多长时间取决于他的活动情况。只要他每天晚上能够睡上11~12个小时，就是完全正常的。在宝宝将近2岁的时候，晚上睡觉时间开始缩短，你可以稍微限制一下他白天睡觉的时间，让他白天睡觉的时间不超过1个小时。

生长发育

这个阶段宝宝对身体的控制能力会显著增强。在他手里拿着一个玩具或者向后拽着一个玩具的时候，都会走得很稳，也很自信。在做游戏的过程中，他能够做到突然停下来或者突然开始，能够去追逐某个东西，并且在跑的时候能够绕开障碍物。他会爬上家具，去够一个在地上够不到的东西，在拿到东西之后再下来。他能够爬上台阶然后再下来，扶着扶手从最后一个台阶下来。还可以自己脱掉所有的衣服并且能够穿上部分衣服，虽然在扣扣子和拉拉链的时候还需要协助。

在这个阶段，他需要学习的其他身体技能包括：

- 扔球和踢球

- 跟着音乐的节奏跳舞
- 在蹦床上跳跃玩耍
- 骑在一辆儿童车上或者骑在一个带轮子的玩具上，用脚蹬地面使自己往前走
- 在他能够着门把手的时候可以开门

随着手眼协调能力的增强，他能够轻松地捡起地上的小东西，并且能够一次翻一页书。涂鸦的时候能够划出圆圈儿和一些点，而不再是随机地前后乱画。他开始喜欢由三四部分组成的简单拼图，也会喜欢诸如玩具电话之类的玩具，这些玩具都能够训练他的手眼协调能力。

这个阶段他的词汇量会迅速增加，满2岁的时候，他将能够说50个或者更多的单词，而且理解能力也会变得更强。他会把2~3个单词串在一起组成一个简单的句子。当提到他自己的时候他能说出自己的名字，并且能够说出身体不同部位的名称。在听到熟悉的儿歌或者音乐的时候，他能够跟着说出一些单词，并且做出一些动作。

需要重视的就是在和宝宝说话时要尽量使用叙述性的语言，因为这样会使语言交流更加有趣并且教会他谈话的技巧。

当然，你也应该知道，要想这种谈话起到增强宝宝词汇量的作用，就要给他足够的时间去消化你们谈话的内容。想要教给宝宝新单词的时候，在谈话中尽可能多地使用这些单词。谈论到熟悉的事物或者东西的时候要尽可能地说得简单明了，并且要经常重复那些关键字。举个例子，如果你想教他大、小和很小3个单词，你就要列举出与这几个单词相关的物品。看那一辆大车／小车／很小的车，或者大狗，小狗，很小的狗，或者大房子，小房子，微型房子。一旦他已经明白这个单词含义，你就可以扩大描述的范围，描述一下那个东西的颜色和其他比较复杂的细节。比如，那条长着长尾巴的大黑狗。现在，宝宝也能够跟着复述一些简单的故事，多给他讲故事，对培养他的交

流能力也是有所帮助的。选那些每页都有两三个短句子的故事书，在你给他讲故事的时候指出故事当中的关键词。当他和你一起读故事的时候，要让他指出故事当中不同的角色以及不同的颜色，并且能数出每一页上不同物品的数量。举例来说，一只狗、两只猫、三棵树等。可以问他哪一个更大一些？是小猫还是小狗？

快3岁的时候，宝宝的想象力会急剧增加，他会用他的这种想象力来模仿日常生活中的人们和情景，会运用他的玩具来创造一个他想象中的世界，一个他所能够控制的世界。在这个时候他的词汇量依然很有限，所以角色扮演游戏是他生长发育中的一个重要环节。在角色扮演游戏当中从他对待玩具的方式可以反映出他是如何看待周围世界的。这种游戏能够让他表达他的不同情感，看出他已经能够感受到这情感，但是还没有完全理解这种情感。

虽然宝宝会在他所想象的世界中独自地玩着他的游戏，如果你加入的话依然会让他受益匪浅。和宝宝一起玩他自己所创造的游戏是很有益处的，它能够帮助他理解更多他自己的感受以及他人的感受，而且能够帮助他学会如何去关照他人和如何分享东西。当他怜惜泰迪熊并且很尊重地对待玩具的时候，你要毫不吝惜地表扬他。举个例子，或许他会这样说，可怜的小熊喜欢喝茶，那只可怜的老虎喜欢什么呢？它看起来非常渴，或许我们可以分给它一些茶和饼干。

当他给老虎喝茶以及吃饼干的时候，要告诉他，老虎参加这样的晚会是会非常开心的，并且表扬他是一个非常聪明的宝宝，因为他懂得关心所有的朋友。帮助他制订一套礼节和行为规范，做到亲切地对待他的玩具们。举个例子，在聚会结束以后，每一个玩具都应该有一个专门的地方，多利可以坐在沙发椅上，小熊和老虎可以一起坐在婴儿车里。要鼓励他在想象的世界当中尊重每一个玩具，而不是把它们扔得到处都是，或者玩完之后就把它们粗心地丢弃，这可以让他在与真实世界互动的时候尊重周围的人和事物。

24~30个月宝宝的作息时间安排

进餐时间

早餐：7:00~7:30

午餐：12:00~12:30

晚间茶点：5:00

短休时间

下午1:00/1:30~2:00

每天最长睡觉时间：1~1.5个小时

上午7:00/7:30

- 通常，这个阶段宝宝在6:30到7:00之间就醒了。如果他已经接受过如厕训练，在给他穿上裤子带他下楼吃早饭之前，给他去掉尿布，鼓励他在座便器上坐一会儿。很多这个年龄的宝宝第一次醒来时都会尿在尿布上，长时间让他坐在座便器上也是没有意义的。如果他还没有接受过如厕训练，这是应该给他更换尿布的时候。

- 他应该记住在饭前便后需要洗手。如果他总是忘记的话，就在他的小红花表格上增加一列，用来鼓励他自己对自己负责。

- 如果他的午餐时间是在12:30的话，他吃过早饭的时间最迟不得超过早上7:00。

- 现在可以让他一边吃流质食物一边喝牛奶了，吃早餐时要鼓励他在两次喝牛奶之间把杯子放下。

- 吃完早餐之后鼓励他帮着你一起收拾碗筷，并且鼓励他自己来擦嘴和洗手。

- 不论宝宝是否已经接受过如厕训练，早餐之后都要把他放在座便器上坐一小会儿。如果他没有任何事情要做，就提醒他座便器在哪里并且告诉他需要大便的时候就去使用座便器。

- 如果他早晨没有洗手和穿衣，在他去玩玩具之前鼓励他去做这些事情。虽然还需要你的帮助，但是你应该鼓励他自己刷牙，洗脸和穿衣。

上午8:00/8:30

- 在你忙自己事情的时候应该让他愉快地玩一会儿。常常发现这个时候是把脏衣服装进洗衣机和准备午餐的最佳时机。这个年龄的宝宝通常喜欢帮着做家务，不要拦着他，即使这意味着你还需要花更长的时间来做。

上午9:30/10:00

- 这个时候他需要喝一小杯水或者一小杯勾兑均匀的果汁外加一小片水果，多少取决于宝宝是在什么时候起床的。尽量不要在早上10:00之后才给他吃这些零食，因为那样会影响他吃午餐。

- 或许每周有几天宝宝要早起参加儿童游戏小组或者入托。如果他在那里吃了零食，在时间上会比我所推荐的时间要晚一些。你会发现他在午餐时的食欲会减少。如果有这样的情况，你可以把他的午餐时间推后一点，看看是否有所帮助。如果他在下午1点吃午餐依然吃得不是很好，你可以让他在午餐时吃一些汤和三明治这种简单食物，在早餐时让他吃得多一些。

中午12:30/1:00

- 午餐给他吃得清淡一些还是吃富含蛋白质的食物，主要取决于他上午进行了什么样的活动和在中午时候的疲劳程度。

- 不论吃什么，他都应该在不需要你帮助和催促的前提下把食物吃完。现在他也许会愿意同时使用汤匙和叉子吃饭，而不仅仅是使用汤匙，而且还可以使用一个广口杯而不是用一个带嘴的水壶来喝水。

- 要鼓励他学会在两次喝水之间把杯子放下，并且在吃饭的时候把餐具放在盘子的边缘。

- 在吃饭的时候要鼓励他学会良好的餐桌礼仪，比如要让他学着说，谢谢你们可口的饭菜，和我吃完了可以走了吗？在他吃饭的时候可以和他讨论不同食物的名字以及它对我们身体的好处，借以鼓励他品尝不同的口味。这也是教他学会如何品尝那些为他准备的饭菜的第一步。

- 不仅要鼓励他在吃过午餐之后帮助收拾餐具，也要鼓励他帮着摆好午餐的餐具等。当然，要让他拿那些不容易损坏的盘子和杯子。不要让他拿刀子和叉子，以免他跌倒之后伤害到自己。

- 如果他已经接受过如厕训练的话，午睡之前应该鼓励他去上一次厕所。但是在他午睡时还是鼓励给他换上尿布。

- 午餐之后要记住给他洗手刷牙。

- 他现在需要睡1~1.5小时的午觉。如果他早上是7:00~7:30左右起床的，那么午睡的时间需要稍微短一些。如果他已经缩短了白天睡觉的时间，就要鼓励他在自己房间里安静地待上至少1个小时。

- 如果他已经缩短了晚上睡觉的时间，而你正在取消他的午睡时间，依然应该鼓励他安静地待上一会儿，最好是在他自己的房间里。

下午3:00

• 他需要喝一杯水或者稀释的果汁。

• 给他一小片水果作为零食。

• 如果他在上午做了非常剧烈的体力运动，在午后尽量安排些安静的活动。如果他上午时间比较安静，在下午就要给他安排多一些的体力活动。如果天气允许，无论上午他做了什么活动，在晚间茶点之前都可以带着他去公园短距离散步，或者在花园之中小跑一会，呼吸一下新鲜空气。

• 晚间茶点时间之前，要鼓励他把他玩过的玩具都收拾起来。

• 在他用杯子喝水或者喝牛奶之前应该让他吃完大部分的食物。如果他在晚间茶点时坚持得很好，这个时候喝的饮料的量就可以增加一些。这样做就能让他在睡觉之前喝得少一些。这样做的好处是，可以帮助他在接受如厕训练之后不再使用尿布。一个3岁的宝宝在晚上依然喝210~240毫升牛奶，那么晚上不使用尿布是很难坚持到早上的。

• 要让宝宝在饭前饭后都洗手。

下午5:45

• 应该在5:45之前就把宝宝带上楼，以免他又重新变得精神起来。这个年龄的宝宝开始变得非常有主见，给他留有那种机会，就会很难安顿他上床睡觉。

• 要让他满怀自信地扶着栏杆一步一步走上楼去而不是牵着你的手。

• 除了需要让你帮助解开扣子、拉开拉链等之外，他应该自己脱掉他的所有衣服。这个时候他应该会在没有你的提醒下把脏衣服放进脏衣篮里面。你甚至可以鼓励他把这些脏衣服按颜色分类，比如说白色、浅色、深色等。如果他不愿意这样做或者忘记了这样做的话，你可以在他的小红花表格中增加一项来帮助他完成这项任务。

- 无论他是否已经接受过如厕的训练，在你准备给他洗澡的时候，你都应该鼓励他坐在座便器上呆一会。

- 应该鼓励他给自己洗澡。和他做一个游戏，在他洗到某个部位的时候让他说出那个部位的名称。

- 你仍然需要帮助他擦干身体，但是可以让他自己给自己擦油。给他换上尿布之后，他应该自己穿衣服，你只是帮助他扣扣子。

晚上6:30/7:00

- 把屋子里的灯光调暗一些，让他知道现在已经是安静时间了。鼓励他选择一本书，然后一起来讲故事。他已经能够复述一些复杂的故事，以及故事当中不同的角色和事物，还能够记住每一页上的内容。在他翻书的时候应该让他一次只翻一页。

- 即使他在白天时已经能够用没有盖子的广口杯来喝牛奶了，睡觉前还是需要使用一段时间带嘴的壶来喝牛奶。如果他已经快3岁了，就应该逐渐减少他在这个时候喝牛奶的量。如果他现在依然能喝光240毫升的牛奶，我建议你逐渐把它减少到220毫升左右，否则很难让他丢掉尿布。

- 在你给他讲故事的时候，让他挨着你坐而不是坐在你的膝盖上。如果你有新宝宝出生，这样也有助于让他适应新的作息方式。

如果他用种种拖延的手段不去上床睡觉，你要记住，一定要始终如一地坚持既定的作息规律，不要被宝宝所引导，陷入不断回答各种问题的境地。你要不断地对他重复相同的话：现在已经是安静时间了，他必须去休息。这样，他在第二天早上去公园、去幼儿园、去游泳、去做任何你给他计划的活动的时候，才会有精神，而不至于疲惫。在睡觉的时候，你要引导宝宝去想象第二天将要发生的那些开心的事情。

进餐

虽然很多这个年龄的宝宝每天喝牛奶的量急剧下降，但是宝宝依然每天需要350毫升的全脂牛奶。如果你发现宝宝变得非常不喜欢喝牛奶或者根本一点都不喝，可以把牛奶以奶昔或者果昔的形式提供给他。如果这一招也不管用的话，就让他摄入足够的酸奶和奶酪以确保他每天钙质的需求量能够得到满足。

在这个阶段，他应该很少用带吸嘴的水壶来喝东西了，除了在睡觉前还需要使用一段时间带嘴的水壶来给他喝东西。同时，在这个阶段他对糖果和巧克力的渴望会成为一个难题，特别是当宝宝和其他一些经常吃糖果和巧克力的宝宝在一起的时候。要彻底控制他吃这些东西是没有意义的，只会助长宝宝对这些东西的渴望。可以让宝宝适量地吃这些东西，以便把这东西作为一种奖励，但是绝对不要把它们当作一种小小的贿赂。

这个阶段的宝宝可能会接触到烤肉香肠和其他类似的食品，我建议尽量少给他们吃这些东西。

有些宝宝以前特别喜欢吃蔬菜，但是现在开始特别讨厌吃蔬菜。可以试着多给他们一些蔬菜沙拉或者蔬菜条，让他们蘸着辅料一起吃。

现在，宝宝应该自己用汤匙和叉子吃饭。同时，也可以培养他的餐桌礼仪，教会他在和别人说话的时候把杯子放在桌子上面，咀嚼食物的时候把餐具放在盘子的边上。一定要记住，通过榜样来教宝宝的效果是最好的，所以你在和宝宝吃饭的时候一定要始终如一地恪守餐桌礼仪。

宝宝24~34个月大的时候，他白天的菜谱大致如下：

早餐

150毫升全脂牛奶，盛放在广口杯或者水杯中

早餐麦片外加牛奶和水果，或者

稀饭外加牛奶和水果，或者

烤面包片外加烤土豆，或者

切过的烤肠外加摊鸡蛋

早间点心

水或者稀释的果汁，以广口杯盛放

小水果片

午餐

烘焙猪扒苹果外加土豆泥，或者

三文鱼清炒蔬菜，或者

小茄盒外加胡萝卜丁和青豆，或者

鸡肉黄油扁豆汉堡辅以带有莴苣、番茄以及番茄酱的面包卷，或者

洋葱炒土豆，鱼，外加什锦蔬菜，或者

烤羔羊肉切碎，与土豆泥搭配，或者

金枪鱼，玉米蛋黄酱沙拉，外加炸土豆条，或者

牛肉炒面

酸奶，鲜水果，奶酪，米饼，或者

水或者勾兑均匀果汁，以水杯盛放

下午点心

水或者稀释的果汁，以水杯盛放

小片水果，小片米饼/小片普通饼干

晚间茶点

通心粉，奶酪，外加炸土豆条，或者

扁豆胡萝卜浓汤，外加小三明治，或者
意大利面，奶油烤青菜，或者
水果馅饼，外加切碎的莴苣和蔬菜沙拉，或者
烤面包外加奶酪烤豆，或者
蘑菇煎蛋，或者
蔬菜炒面
150毫升全脂牛奶或者稀释的果汁或者水，以广口杯盛放
牛奶布丁，胡萝卜，橘子或者香蕉饼，或者
酸奶和新鲜水果

睡前点心

150~180毫升全脂牛奶，广口杯盛放

睡眠

2岁的时候，大多数宝宝白天会睡一觉，睡觉时间大概维持在1~2个小时。到了2岁半的时候，他每天所要睡觉的时间通常会减少到12~13个小时。有的宝宝可能不需要睡那么多觉，会缩短他的午觉时间，也可能每隔一两天睡一个午觉。

如果宝宝已经开始缩减午觉时间，他晚上上床睡觉的时间不会晚于7点，以避免过度疲劳。大概正是在这个年龄的宝宝总是试图溜下床，因此建议你把宝宝盯得紧一些。如果你觉得他或许已经能够溜下床了，为了安全起见最好把他换到一张大床上去睡觉。

一旦他被换到大床上面去睡觉，要确保他的房间对于宝宝来说是绝对安全的。如果他总是溜下床并且能够溜出房间，有必要在门口安装一个小栅栏门。买一个结实的栅栏门，安装在离地面数厘米高的地方，防止宝宝翻越栅栏门。

很多在这个年龄的宝宝开始害怕待在黑暗的房间里。这也是正常的，当出现这种情况的时候，不能强迫宝宝在黑暗之中睡觉，可以在他的房间里很低的位置安装一个小夜灯。

生长发育

2岁半的时候，宝宝的精力看起来就好像永远也用不完似的。他会轻松而且巧妙地攀爬跳跃，平衡能力也与日俱增。即使没有人帮助也能信心十足地攀爬攀爬架。他投球和接球的能力会不同凡响，并且开始理解一些简单的球类游戏规则。

随着身体的运动能力和手眼协调能力大大增强，写和画的东西开始有一定形状和规则。他会对电源开关、电话这些东西非常感兴趣，并且很快学会如何使用它们。他会经常解开自己的安全带或者童车里的皮带等东西，所以这个时候要格外把他看紧一些。他的注意力也大有长进，会花比以往更长的时间去玩有创造性的游戏，而不再感到枯燥。他也会不停地讲话，特别是在和他的玩具玩他想象中的游戏的时候。

30个月大的宝宝的词汇量可能接近200个单词，这时他说话的语气会更像成年人，虽然当他不高兴或者疲惫的时候又会重新使用婴儿的语言。这个年龄口吃是非常常见的，但是一般只是在他不开心或者疲惫的时候才会出现。他也能够记住一些简单的东西，并且把这些东西和几个晚上之前你给他讲的故事联系起来；在他听简短的儿歌和其他歌曲的时候，能够跟着重复大部分的单词和动作。对数字有了更好的理解并且能够辨别出不同的颜色。

30~36个月时间宝宝的作息规律

进餐时间

早餐：7:00~7:30

午餐：12:30~1:00

晚间茶点：5:00

短休时间

下午：1:00/1:30~2:00/3:00

白天最长睡眠时间：45分钟

早上7:00

- 宝宝一般会在早上6:30~7:00之间醒来。醒来以后，给他穿裤子带他下楼之前，应该把他昨天晚上的尿布换掉，并且鼓励他坐在座便器上大便几分钟。

- 按照现在的作息习惯他应该知道饭前便后需要洗手。如果他总是需要别人提醒才去做这些事情，你就需要用小红花表格来培养他的这些习惯。

- 如果他的午餐时间是中午12:30的话，早餐时间就不能晚于早上7:30。现在他应该用没有盖子的杯子来喝牛奶,并且想要一边喝牛奶一边吃东西。他也应该习惯在两次喝水之间的间隔把杯子放在桌子上面，并且在他咀嚼食物的时候把餐具放下。

- 应该让他帮助你收拾早餐所用的餐具,并且记住在饭后要擦嘴并且洗手。

- 用过早餐之后他或许需要立刻使用座便器或者马桶来方便，如果他刚刚接受过如厕训练，你或许需要温和地提醒他来做这件事情。

- 如果在早晨起来的时候没有洗漱穿衣，在他开始做别的事情之前，应该先做这些事情。他在洗脸刷牙的时候依然需要帮助，但是应该自己穿上所有的衣服，除了系扣子和拉拉链。

上午8:00/8:30

- 在你忙自己事情的时候，应该让他自己玩耍一小段时间。通常，我发现这是一个处理家务琐事和给他准备午餐的好时间。他也会想帮助你做这些事情，如果是这样，不要拦着他，即使这样会让你花上更长时间来做这些事情。

上午9:00/9:30

- 根据他的起床时间，现在需要喝一点水或者稀释的果汁外加一小片水果。尽量地在10:00之后不给他吃这些零食，这样会影响他午餐的食欲。

- 现在，宝宝每周有几个早晨可能要参加儿童游戏小组或者入托。如果他在那里吃零食的话，午餐时间会比我建议的时间晚一些，你可能会发现，他在午餐时食欲有所减弱。如果这样，你可以把他的午餐时间推后到下午1:00看看是否有所帮助。如果午餐时间已经是下午1:00了，但是他依然吃得不是很好，你可以把午餐给他做得清淡一些，吃点三明治和清淡的汤，同时把晚餐做得丰富一些。

- 宝宝一天当中的精力在这个时候达到顶点。如果不想让他感到枯燥，你可以安排一些活动和游戏。可以去一趟公园，去游泳池游泳，或者去参加其他的一些集体活动，这些都可以消耗掉他的一些精力。如果不太可能出去，并且他能够快乐地在花园或者房子里面玩，你需要花一些时间来陪着他。

上午11:30

- 这个时候宝宝的精力开始下降并且开始感觉到有点饿。要抓紧时间回家给他准备午餐。

中午12:30/1:00

- 午餐是需要清淡一些，还是需要蛋白质含量高一些，取决于他上午的活动情况和中午的疲劳程度。无论怎么给他吃午餐，他都应该在没有你提醒或者催促的前提下把午餐吃完。他现在使用的餐具，或许可以由汤匙和叉子换成儿童所专用餐刀和叉子了。

- 虽然以前吃饭时他还需要围一个大围裙，但是现在可以给他围上一块餐巾，并且教会他在吃饭的过程当中如何用餐巾来擦干净嘴巴。

- 他现在已经对基本的餐桌礼仪有一定的理解，但是在很长一段时间内，还是需要温和地鼓励和提醒他。他应该明白的一些最基本的餐桌礼仪是在两次喝水之间把杯子放在桌子上，咀嚼食物的时候把餐具放下，并且嘴巴里有东西的时候不要话。

- 要经常鼓励他来谈论饭菜，并且让他明白感谢别人劳动的重要性，无论是谁做了这顿饭，都要抱有感激的心态。

- 现在，在午餐之后帮着收拾餐具应该已经是一个习惯了，并且也应该鼓励他在准备午餐时帮着布置好桌子。

- 应该很好地坚持饭前饭后要洗手的习惯。

中午12:30/1:00

- 现在，大多数宝宝的午觉时间开始缩短或者已经不睡午觉，但是在用过午餐之后还是应该鼓励他安静地待一段时间，特别是当他上午去过托儿所的时候。

下午3:00

- 他需要喝水或者稀释的果汁，这些饮品要盛在杯子当中喝。

- 给他一小片水果作为零食。

- 如果他在上午的时间进行了非常剧烈的体力活动，那么在下午就尽量安排一些安静一点的活动。他上午时间比较安静的话，就在下午时间多安排一些体力活动。如果天气允许的情况下，不论他上午进行什么样的活动，在用晚间茶点时间以前，带着他去公园短暂地散步，或者在花园里小跑一圈呼吸一些新鲜空气，不失为一个很好的选择。

下午4:30

- 通常这个时候宝宝会非常难缠，会让母亲和宝宝都变得很是疲惫。为了避免出现麻烦事情，建议在你准备晚餐的时候鼓励宝宝玩半个小时创造性游戏。如果宝宝就坐在厨房的桌子旁边玩耍，你在准备晚餐的时候也不会分神。在这个时候尽量不要去接电话，因为这个时候宝宝的行为是最无法捉摸的时候。大多数宝宝在这个阶段都喜欢去给东西涂颜色，或者粘东西，或者喜欢玩橡皮泥。无论你发现宝宝偏爱于哪一种，都是鼓励他自己玩耍的最佳时机。

要以正确的方式给他提供晚间茶点，理想的时间是不要超过下午5点。如果可能的话在他吃东西的时候你坐在旁边陪着他，这样可以培养他良好的餐桌礼仪，并且在必要的时候帮助他。如果宝宝自己吃饭，而你在收拾厨房，宝宝就可能拿他的食物玩耍，弄得乱七八糟，更会延长吃饭的时间。

通常，宝宝吃过饭以后精力会十分充沛。你可以鼓励他帮助你收拾玩具或者擦地板。通过游戏的方式来教育宝宝是一种很好的方法。

宝宝也可能会变得疲惫，一些意外状况和淘气的行为也可能发生。如果你想避免他睡觉以前出现麻烦，在这个时候你就要有极度的耐心。

下午5:45

要在5:45之前带他上楼睡觉。如果时间充裕，睡觉和洗澡时的活动也会十分的有趣和放松。

大多数宝宝都非常喜欢洗澡，而这也就成为了他们睡觉之前的全部活动，所以一定要记住在洗澡的时候给宝宝选择一些有趣的并且有教育意义的玩具，但又不至于使宝宝变得过度兴奋。

下午6:00/6:15

依然需要帮助他擦干身子，但是他可以给自己擦油。你应该鼓励他自己穿上睡衣。这个年龄，比较宽大的睡衣睡裤是最好的选择，因为这样能够让你在他睡觉之前方便给他换尿布。

帮助宝宝选择他喜欢的睡前故事，并且在你讲故事的时候，鼓励他和你一起来讲，你可以鼓励他说出故事中角色的名字，并且让他接着你的话去说完那些他熟悉的句子。尽量给他讲一些主题积极的故事，避免那些能引起噩梦的故事。给他讲故事要有严格的时间限制，避免再讲一个故事成为习惯。

一旦他喝完牛奶，在帮他刷牙和换纸尿裤之前让他再在座便器上方便一次。买一些著名品牌的纸尿裤是物有所值的，因为这些纸尿裤能够吸收更多的尿液，让宝宝的屁股保持干燥，避免让宝宝感到不舒适。如果宝宝的皮肤比较敏感，你可以在纸尿裤的褶皱里面涂上一些护臀霜，这是一个不错的主意。

上午7:00/7:30

当你安顿宝宝睡觉的时候，不要让他拿过多的玩具，一两个就足够了。亲吻他，和他说晚安，但是一定要坚决地防止一遍遍说晚安的状况发生。

如果宝宝说现在不想睡觉，可以让他再醒来一会儿，但是他必须躺下休息，因为现在是安静时间。

如果他想自己读一个故事或者听音乐磁带，可以让小夜灯或者他的床头灯亮着。

进餐

宝宝30~36个月大的时候，只要是其他家庭成员喜欢吃的东西，宝宝就会喜欢吃。这个时候宝宝的食谱大致如下：

早餐

150毫升全脂牛奶，用敞口杯或者普通水杯盛放

早餐麦片外加牛奶和水果，或者

麦果粑外加牛奶与水果丁，或者

稀饭外加牛奶和水果，或者

烤土豆，外加摊鸡蛋，烤面包，或者

烤肉片或者碎香肠外加西红柿和荷包蛋，或者

烤咸鱼，剔去骨头，切碎，外加摊鸡蛋，或者

面包条蘸黄油或者果酱，或者

烤饼外加果粒酸奶，或者

有机酸奶外加水果泥或者水果丁

水或者稀释果汁，以广口杯盛放

小片水果或者干果，或者开胃饼干

午餐

杏仁炒鸡肉，或者

三文鱼，意粉沙拉，外加小土豆，或者

烤羔羊肉切碎，外加烤土豆和花椰菜蘸奶酪，或者

鸡肉饭，或者

鳕鱼玉米饼，外加烤土豆片和什锦蔬菜，或者

金枪鱼，鸡蛋沙拉，外加家常薯条

酸奶，鲜水果，奶酪外加米饼

水，稀释的果汁，以杯子盛放

下午点心时间

水，稀释的果汁，以杯子盛放

小片水果或者米饼/普通饼干

晚间茶点

蔬菜通心粉浓汤，外加小三明治，或者

披萨饼，鲜蔬菜条，或者

意大利奶油蔬菜饭

蔬菜煎蛋以及马铃薯条，或者

蔬菜意大利面加番茄酱，或者

带馅烤土豆

全脂牛奶或者稀释的果汁，广口杯盛放

牛奶布丁，松糕，水果烤饼，或者切碎的水果拌牛奶，或者

奶油和饼干，或者

鲜水果和酸奶

睡觉时间

150~180毫升全脂牛奶，广口杯盛放

睡眠

3岁的时候，大多数宝宝白天就根本不再睡觉了。这时宝宝会在身体和心理方面消耗大量的能量，因此让他们在晚上得到足够的睡眠就显得十分重要了。如果宝宝晚上还是在接近8:00的时候才睡觉，而且白天已经不睡觉，你就需要把他晚上睡觉的时间稍微提前一点。通常在这个阶段需要把他从婴儿床换到大床上去睡觉。如果他还没有换床睡觉，而且不能始终如一地坚持按时安顿他睡觉，他的正常作息规律就会被抛到九霄云外。

在这个年龄，很多宝宝总是试图改变既定的作息规律，因此每天晚上安顿他们睡觉时间会变得越来越长。一定要严格把握在睡觉之前给宝宝讲故事的时间。当到了说晚安的时候，就不要再谈论什么，如再讲一个故事或者再喝一杯牛奶等。如果有必要可以说晚安之后再把他的床头灯开一会儿，也可以让他自己读一个故事或者听一会儿磁带，但是只有在他静静地呆在自己的床上的时候，你才可以这样做。在他这个年龄必须学会作出选择，并且了解自己的选择所带来的后果。

举个例子，他可以不立即睡觉，并且可以把灯开一会儿，但是只有在他愿意保持安静并且同意不溜下床，同时也不发出声响的前提下才可以。如果他选择溜下床并且发出声响，他就必须接受这样一个结果，灯会被关掉，门也会被关上。通过这样的选择过程他能够感受到某种限制，并且能够迅速地意识到哪一种选择更好。当然，在他拒绝睡觉并且发出声音的时候，你就要真正地把门关掉、把灯关掉，只有这样做他才能真正感受到自己的行为所造成的结果。

一旦他白天时不再睡觉了，我依然建议午餐之后鼓励宝宝安静一段时间。有一些宝宝会很愉快地走进他的房间待上1个小时左右，在这段时间里他可以尽情地玩耍或者看看书。如果宝宝不愿这样做的话，你可以告诉他，愿意待在楼下的话，做任何事情都要轻一些和安静一些，这是你必须坚持的原则。有些宝宝会躺在沙发上说半小时左右。如果宝宝也不愿意这样做，你就要鼓励他在这段安静的时间里自己玩。要让他意识到你不可能每时每刻都陪他玩，你自己也需要休息。

特别是家里又有宝宝出生的时候，这一点就显得更加重要。每天保证这样一段的休息时间，能够让你在下午的时间里有更多的精力去陪他。如果你在早餐之后就一直没停下来，那么这就很难实现。

生长发育

宝宝身体的协调性会继续增强，现在，他和同龄人一起做游戏时会显得更加信心十足。同时，他的手眼协调能力也会增强，他会更加熟练地使用餐具来吃饭，并且能够更好地使用广口杯来喝水，也不会弄洒。

鼓励他多参加一些创造性的游戏来提高他的这些技能。应该让他在画画和上色的时候更加准确。在这个阶段给他买一些比较复杂的拼图，让他使用儿童剪刀剪出一些形状，拼出一些你们曾经一起去过的地方的样子。

现在是开始让宝宝画出A到Z食物日志的最佳时机。让他在这个日志上划出不同种类的食物，可以帮助他理解不同食物的颜色和形状。每周都做一个关于食品的简单的计划，把它写在他的日志里，带着他到商店让他帮着购买不同的食物，并且让他帮着你一起来做饭。把这个计划安排在一个特定的场合，比如有亲朋好友来参加的场合，更能够激发宝宝对食物的兴趣，并且鼓励他尝试不同的食品。

很匆忙的时候也不要去帮宝宝做某些事情是很重要的。给他更多的时间让他自己穿衣服、洗手等。你在这个年龄的时候已经能够自己做这些事情了。给他机会，让他对自己负起责任很关键。你要定期地给他一些小事情去做，在他去做这些事情的时候，大力地鼓励他、表扬他。

在这个阶段，你可以培养他学会关爱他人，可以在花园中辟出一小块地方，在这儿种植和照料一些花草。给他买一条金鱼之类的小宠物，鼓励他负责照料它们。这是教他学会关爱他人的另一种方法。

如果你还没有开始使用小红花表格，现在是一个很好的时机。鼓励表扬和奖励能够让宝宝成长为一个和蔼周到和宽容的人，这要比批评威胁和惩罚要好得多。记住，经常向他强调正面的东西，回避负面的东西。

The New Baby

第6章 新宝宝

一些父母频繁地问我关于要第二个小孩的问题，两个宝宝出生最理想的时间间隔是多久？在工作中接触这么多家庭之后，我得到一个结论，两个宝宝之间的时间间隔并不是最重要的问题，相比之下，夫妻二人能否在体力上、情感上以及经济状况上应对第二个宝宝的到来，并且能够在这些问题上达成一致，倒是显得更为重要一些。

确定什么时候要第二个宝宝的最佳时间时，你和爱人应该充分并且真诚地讨论一下如下的问题，并就这些问题达成一致。对这个宝宝的出生可能给这个家庭带来的问题，两个人要坦率地说出自己所担心的问题。

体力和情感问题

商量一下你们将如何天天照顾两个宝宝，这是非常重要的。照顾一个刚会走路的宝宝和一个新出生的宝宝会让人身心俱疲，尤其是在你周围没有亲戚可以为你提供帮助和支持的时候。我听到很多母亲这样对我说，第二个宝宝出生的时候他们感到筋疲力竭并且孤立无援。这种情况是经常发生的，他们会因为爱人工作的变动而搬到一个新的地方，或许他们的爱人最近因为升职而必须每天工作到很晚。两个人会经常发生争吵，怨恨情绪也会滋生，这位母亲会觉得她完全是一个人在夜以继日地照顾两个宝宝。而丈夫也经常会感到压力巨大，因为他们必须工作更长时间，作为唯一的养家糊口的人，他也许会背负新的经济负担。在每天晚上唯一一点宝贵的空闲时间里，两个人经常在争论谁是最累的。可以观察一下朋友的做法，和同事及朋友探讨下如何照顾第二个宝宝，这会对你有很大的帮助。在周末的时候帮助他们照看下他们的宝宝，也会让你了解当家里有不止一个宝宝的时候应该如何来照料。如果你曾经帮助他们来照看他们的宝宝，那么在你有第二个宝宝的时候他们或许也可以帮你来照看。在要第二个宝宝的时候，和你的医生商量一下并且给你们夫妻二人都做一下体检，以确保你们二人的身体状况都允许，这是一种非常明智的做法。尤其对于那些曾经难产，或者第一次剖腹产生宝宝的母亲而言，这一点尤为重要。

我认为，对于生育第一个小孩就比较晚的母亲而言，择机生第二个小孩并不是一个好的选择，因为时间已经来不及了。如果你认为你的爱人不太可能在体力上为你提供足够的帮助，明智的做法就是，你需要从其他地方来寻求这种帮助和支持。很重要的一点是，不要把自己的身体弄得很疲惫，否则也会让精神变得疲惫的，从而让你和整个家庭都面临着沉重的压力。

经济问题

缺钱通常是夫妻二人吵架的一个主要原因。如果为了容纳第二个宝宝需要搬家的话，你就需要在经济上精打细算，以便每个月额外的支出不会给你们带来太多的压力。你也需要考虑到搬家所带来的翻修装潢的花销，以及另一个婴儿卧室的家具开销等问题。

如果第一个宝宝已经超过3岁了，那么你就不需要在购买基本婴儿设施上有所花费。然而，如果你想让两个宝宝的出生时间隔得比较近的话，你就需要购买一个双人童车，或许还要买第二张婴儿床。并且还会发现你需要给两个宝宝买婴儿尿布，便于在未来的日子里使用。虽然这些看起来都是很小的东西，但是他们也会很大程度地增加你的开销。在你的第一个宝宝出生以后回去工作一般是可能的，但是第二个宝宝的出生会让事情变得更加复杂，通常一个母亲生了第二个宝宝以后很难再回去工作了。

用一份工资而不是两份工资来应对第二个宝宝所带来的额外花销，会让一对夫妻在数年之内无法进行一些比较奢侈的消费，比如度假和外出吃饭等。你们俩人都能愉快地做出这种牺牲是很重要的，负担生活方式改变所带来的怨恨情绪会成为一个很大的问题。

如果你们二位都打算继续工作的话，即便你们其中的一个只是兼职，也需要计算一下护理宝宝所需要的花销。这不仅仅包括护理员的工资，还包括她的交通费，以及他所期望的其他待遇。如果你考虑雇用一位保姆，你也要负责为他缴保险和缴税，在她上班的时候你还要供应他三餐。

我曾经看到过很多年轻的夫妻在他们第二个宝宝出生后的第一年里过得非常悲惨。生活的所有乐趣都没有了，因为他们没能正确处理好财政的支出。

年龄间隔——间隔多久才合适

不论你是否注意了两个宝宝出生之间的时间间隔（也或许你没有刻意地去选择这个时间间隔），在第二个宝宝出生以后的最开始这些日子里总会遇到一些困难。如果有一些远见和一些长远计划，你们可以把困难控制在最小的范围，并且很快地克服它们。在我的经验看来，那些事先已经计划好如何应对这些障碍的家庭，发生争执的次数要少一些，并且能够很好地解决第二个宝宝出生给家庭带来的问题。

间隔接近型（10~15个月的年龄间隔）

如果两个宝宝出生的时间间隔在10~15个月，他们的喂养、睡眠、白天总体护理的方式都是非常相近的。两个宝宝都需要使用尿布，较大的宝宝在吃饭的时候依然需要你的帮助，某些时候依然需要把尿和抱着。整个白天的内容常常看起来就是没完没了的喂奶，更换尿布，以及在正确的时间安排他们短休。通常带着这样两个宝宝出门逛逛要比以往困难得多，因为要推着双人童车，又要带上所有的装备，所以会让人望而却步。

如此接近的一个时间间隔的好处就是，15个月以下的宝宝对于新出生的弟弟妹妹不会表现出嫉妒情绪。在他们大一些一起玩耍的时候也很少会有同胞之间的争执。

如果计划只要两个宝宝，另一个好处就是你能更快一点摆脱换尿布，推小车，给宝宝准备饭菜这样的生活。在3年之内，你就能够重新参加比较广泛的社交活动，那个时候你不再会被睡眠需求所限制，也不再需要推着小车外出和度假。

平均年龄间隔（18个月~3年）

18个月~3年似乎是最受欢迎的年龄间隔。第二个宝宝出生的时候，第一个宝宝通常会有一些嫉妒情绪,但是只要家长始终如一地坚持着既定的作息规律，并且保证每天有专门的时间来陪较大的宝宝，通常就可以防止局面失去控制。

以我的经验看来，宝宝在18个月~2岁之间的时候，常常是一段比较困难的时期，也许是因为在这个时期宝宝需要学习很多不同技能。不管是说话，如厕训练，穿衣服还是生活当中的主要障碍和挑战。在学习这些技能的过程当中，他需要很多的鼓励和帮助，在努力去学习如此多的不同技能的时候他会变得非常沮丧和不开心。一个忙于照顾新出生的宝宝的母亲，在教较大的宝宝这些技能的时候通常很难保持耐心，大宝宝很容易捕捉到他母亲的这种紧张情绪。

宝宝的沮丧情绪和母亲的紧张情绪交织在一起，很容易让宝宝大发脾气。如果两个宝宝的年龄间隔是这样的，那么为较小的宝宝确定一个良好的作息习惯就是极为重要的，因为这样意味着你会有时间来帮大宝宝学习不同的技能。

要让你的大宝宝明白，你还是像他的弟弟妹妹出生以前那样爱他，这一点非常重要，并且每天你还是有一些时间来单独陪他。确保宝宝学到他这个年龄所需的那些技能，并且在第二个宝宝出生以前培养他具有一定的独立性，这可以让事情变得更顺利一些。

当宝宝快要满2岁半的时候，你会觉得要比他18个月大的时候轻松一些。

到了这个时候他们已经学会了更多的技能，同时照顾较大的宝宝和一个刚出生的婴儿对于一个母亲来讲开始变得轻松一些。大宝宝的交流能力更加强大，当你告诉他，你还是像他的弟弟妹妹没有出生以前那样爱他的时候，他是能够理解的。

较大年龄间隔（3年或3年以上）

当两个宝宝的出生间隔在3年或者3年以上的时候，对父母和较大的宝宝而言最大的障碍在于他们的社交生活受到了更多的限制。又重新开始照顾一个婴儿，尤其是在他睡觉时要做的很多事情，会让家里每个人的生活都发生一些改变，并进行一些调整。如果第二个宝宝出生的时候第一个宝宝越大，在全家的出行就越难同时满足两个宝宝的需求。

然而，这种情况也有其好处，那就是通常不会有嫉妒情绪发生。因为这个时候较大的宝宝通常已经非常独立了，并且有自己的一个朋友圈子，所以新出生的小孩不会对他的日常生活造成威胁。但是，如果较大的宝宝还是像过去常常和父母待在一起而不是和他的同龄人一起玩耍的话，情况就大不一样了。如果你想让两个宝宝出生的时间间隔较大的话，你就必须确保较大的宝宝有一个很大的朋友圈子，否则宝宝的嫉妒心会成为一个很实际的问题。这样做也让父母更容易把他们的时间分配给两个宝宝。在白天，大宝宝在托儿所或者学校的时候，妈妈能够把很多时间花在新出生的宝宝身上。如果新宝宝已经有了良好的作息规律并且晚上睡得很好，父母就可以抽出单独的时间来陪睡觉较晚的大宝宝。

帮助你的新宝宝

如果在新宝宝出生以后，无法从亲属那里得到帮助，比较可取的方法就是从其他渠道寻求帮助。对于寻求这种帮助，许多母亲感到内疚，因为她们觉得自己应该有能力来应对，并且她们认为找人来照顾宝宝是有钱人的奢侈消费。但是实际情况不是这样，在过去，很多年轻的妈妈会理所当然地从宝宝的奶奶姨妈那里寻求帮助。

随着亲戚之间住得越来越远，同时越来越多的妈妈也有着全职的工作，对于年轻的妈妈而言，在宝宝出生之后最开始的日子变得更加艰难。而在第二个或者第三个宝宝出生以后情况就变得更加糟糕了。因此我认为，宝宝出生以后最初的日子寻求帮助不是一种奢侈的消费，而是一种必须采取的措施。如果每周能找人来帮着照看3~4个小时，情况就会大为改观，即便只是短期这样做也是不错的。如果经济状况允许的话，在你享受个人时间的时候，一周找人来打扫一次家里的卫生，或者雇人帮着照看宝宝，会让你从这种困境当中走出来。同时照顾两个宝宝，还想要幸福的家庭生活，很容易让人变得崩溃。然而，要确保满足每一个人的需要只意味着妈妈把她们自己放在最后，但是作为一个好的母亲并不意味着要成为一个牺牲者。

如果经济状况比较拮据，下面几种途径也许可以帮助你应对新宝宝出生以后的状况：

- 当地开设有护理课程的大学，通常会物色一些家庭，把他们的女学生派到那里作为实习内容的一部分。尽管你要小心地监管着这些女孩子，但是她们仍然可以为你提供莫大的帮助，陪着你的大宝宝一起玩，或者带着两个宝宝一起去公园散步。她们也可以帮助你照管宝宝用餐和洗澡。在第二个宝宝出生以后，大多时候会让你忙成一团，而这些实习学生或许会缓解你的困境。

- 和其他年轻的妈妈组成一个互助团，也是另外一种获取自由时间的方法。至少要有三个妈妈，这样的话在一个妈妈外出的时候，通常可以有另外两个妈妈来照看所有的宝宝，这样也可以在很大程度上让你的宝宝变得外向合群。

- 开端计划是一个政府组织，它每周可以向年轻的妈妈提供数小时的帮助。志愿者过来帮助你看护宝宝，或者帮你去进行每周的购物等。这个慈善团体帮助具有不同背景的母亲，而不只是帮助那些低收入的父母。他们以帮助那些新搬到一个地方而且还没有建立朋友圈子的年轻家庭而闻名。

日常作息习惯

在新宝宝出生以前，要密切关注大宝宝的日常作息，特别是上午和睡觉时间的作息习惯。如果你想改变他的一些作息习惯，尽量做得巧妙一些，不要让他看起来好像是新宝宝的出生改变了他的生活。举个例子，如果以前给他讲故事的时候他习惯于坐在你的膝盖上，现在你要尽量让他挨着你坐。这样你才可能一边给新宝宝喂奶一边给他讲故事。因为你要给新宝宝喂奶，所以大宝宝的吃饭时间和洗澡时间都需要稍稍改变一下。

下面列出了一些建议，用来帮助你的宝宝做好迎接弟弟妹妹出生的准备：

- 新宝宝出生以前，较大的宝宝掌握的技能越多，就会让你在照顾两个宝宝的时候越容易。18个月大的时候，大多数宝宝都能够自己吃饭；到30个月大的时候，他们都可以自己脱衣服了。如果你的宝宝仍然要依靠你来帮助他做这些事情，当新宝宝出生以后，突然让他自己来做这些事情，会让他产生很严重的怨恨情绪。

- 在处理一些必要的家务琐事的时候，尽量让宝宝能够习惯自己玩一会儿。教你的宝宝玩一些游戏比如拼图、画画、手指画、橡皮泥等。

- 新宝宝出生前后，要避免大宝宝生活习惯发生重大改变。一个宝宝适应托儿所的生活需要几周的时间，所以要尽量把宝宝入托的时间安排在新宝宝出生以前数周或者出生以后数周。如果你需要把他的婴儿床腾出来给新宝宝用，那么尽量在新宝宝出生以前2个月就把他换到新床上去。在周末的时候，尽量让你的大宝宝能够习惯于和你的爱人单独待在一起。

这样当你新宝宝出生以后，你需要给他喂奶，也需要很多休息时间，不至于让你的大宝宝感到他突然被丢弃。

- 为了让大宝宝能够习惯新宝宝出生以后的生活，你可以邀请一些带着宝宝的朋友来家里做客。和你的大宝宝探讨一下，小宝宝有多么得小，又有多么得脆弱，告诉大宝宝当小宝宝哭得时候是多么的嘈杂。读一些关于产前以及如何应对家里新宝宝等方面的书籍。

让你的日常作息适应新宝宝的出生

新宝宝的出生确实会给一个家庭带来新的需求和挑战。因此，同时照顾两个宝宝，满足他们不同的日常需要，将会是很困难的一件事。对于这种状况感到担忧也是很正常的。如果你曾经成功地在你的第一个宝宝身上运用了《育儿圣经》中的作息规范，那个时候你会觉得未来的任务好像无法完成。然而，新宝宝能够很容易地适应他的哥哥或者姐姐的日常作息规律，那些阻碍第一个宝宝适应作息规律的困难很少会出现在第二个宝宝身上。

新宝宝出生以后最初的一些日子里，对于新手父母而言，《育儿圣经》中最具挑战性的一点就是让宝宝在早上7:00吃第一次奶。如果新宝宝在夜里曾经醒来并且在早上7:00的时候睡得很香，妈妈就会很自然地想睡个懒觉，一直睡到和宝宝一起醒来。这或许意味着一直到早上9:00以后妈妈才会给宝宝喂一天之内的第一次奶。这样的连锁反应就是妈妈无法确保宝宝在白天的时候吃够奶，最后导致宝宝会在半夜里醒来继续补充吃奶。然而，那些已经有一个宝宝的妈妈很少会睡懒觉，对他们来说，早上7:00起床开始做事情是完全正常的。在很短的一段日子之内，宝宝就会适应早上7:00钟进餐，一个恬静安逸的宝宝开始成型。

对一个新宝宝而言，给他找一个同样遵循着我书中作息规律的宝宝作为伙伴，是一个理想的选择。一个大哥哥或者大姐姐能够在宝宝醒着的时候极大地分散他的注意力。对于一个新宝宝而言，一个2岁小孩的大声叫喊，傻傻的鬼脸，和滑稽的姿态所带来的快乐要比最好玩的游戏毯还要多。同样，在休息时间的安排方面，要让大宝宝的作息时间和新出生的宝宝白天睡觉的时间保持一致。进餐时间要好好安排，以便于你可以不间断地给宝宝喂奶，而洗澡时间已经是固定的。去公园，走路去托儿所，去朋友家串门儿等安排都必须和新宝宝的作息时间保持一致。当然在一些细小的方面可以保持一定的灵活性。如果一位母亲需要在中午12:00的时候去托儿所接宝宝，那么她就不可能在这个时间安顿她的小宝宝睡觉。可以稍稍改变一下作息时间，如果是给小宝宝吃的流质食物，可以让他吃得快一点，并且在上午11:30之前喂给他吃。

这时的妈妈可以给小宝宝吃完晚饭以后再去托儿所接她的大宝宝。在去托儿所的路上小宝宝会睡着，如果这样的话，在回家之后就可以把他放到他的婴儿床上。如果你发现很难把他放回他的婴儿床上的话，我建议你稍迅速地给他喝一杯60~90毫升的牛奶，这能够保证你不那么困难地安顿他回去睡觉。

一个大一点的宝宝和3个月小宝宝的作息规律范例

上午7:00

- 这个时候应该给小宝宝喂奶，然后是大宝宝吃早餐的时候，把小宝宝放在椅子上坐着。

- 如果你的小宝宝在早上7:00前就醒来了，你需要用一边乳房给他喂奶之后，再安顿他回去睡下。然后，最好是在较大宝宝吃早餐的时候，再用另一边乳房给他喂奶。

- 尽量让两个宝宝在早上8:00之前都吃完，那你才会有充裕的时间来给他们洗漱穿衣。

上午8:00~10:00

- 给两个宝宝洗漱穿衣

- 这个时候你的小宝宝或许需要再短休一会儿，可能从8:30睡到9:00，也或者在他上一次醒来2个小时后才睡下。如果你必须送大宝宝去托儿所，这觉就必须在汽车里或者婴儿车里睡。

- 一旦你已经把大宝宝送到托儿所，并且在时间允许的情况下，或许你可以去买点东西或者散散步。这样可以确保你的小宝宝在上午短休的这段时间里睡得很好的。

上午10:00~中午12:30

- 在10:00~11:00点之间小宝宝需要再吃一次奶，然后可能在11:30~12:00之间再睡一个午觉。

- 一旦小宝宝吃完奶以后，把他放到游戏毯上面待一会儿，你可以用这段时间来处理一些琐事并且为你自己和大宝宝准备午餐。

中午11:30/12:00

- 大概这个时间小宝宝要开始睡午觉了。如果你已经把大宝宝从托儿所里接回来了，那么他在汽车里或者婴儿车里已经睡了一会儿了。尽量事先把他的婴儿床准备好，到家的时候就可以直接把他放到婴儿床上去睡觉。

中午12:30~下午2:00

- 把你的小宝宝安顿到婴儿床上睡觉之后，你可以和大宝宝吃午餐了。如果这个时候很难把小宝宝放在他的婴儿床上，给他短时间内喝下60毫升牛奶是一种应对方法。这个阶段如果尽量抽出时间来陪大宝宝吃饭，会让他受益匪浅，会让他意识到虽然现在他有一个弟弟或者妹妹，妈妈还是会有专门的时间来陪他。

- 即使大宝宝这个时候已经不睡午觉了，还要鼓励他在午饭之后的一段时间内安静一些。不要鼓励他进行一些嘈杂的游戏和或者跑来跑去的。这段安静时间可以让你和你的大宝宝都补充一下精力，并且让小宝宝好好的睡个午觉。

下午2:00~6:00

- 下午2点钟之前，要把小宝宝叫醒给他喂奶。这样可以在你的大宝宝睡午觉的时候或者在他处于安静时间的时候，让小宝宝至少吃过一半的奶。到了2点半，大宝宝可能就会开始变得不那么消停，再想让他静静地坐一个小时来等你给小宝宝喂奶是非常困难的。

- 在给小宝宝喂奶的时候，大宝宝会从午睡中醒来，他应该很开心地玩着他的玩具。如果他想要让你陪他，你就可以一边给小宝宝喂奶，一边给他读故事。

- 这个时候让他喝一点东西和吃一点零食，是很适当的。

- 到下午3:00时大宝宝肯定感到非常枯燥了，因此你要尽量在每天下午安排不同的活动，比如去一趟公园，组织一次集体活动，或者和他的小朋友举行一次游戏活动。要轮换着安排这些活动，不要让他连续两三天都非常兴奋。如果他每天早上去托儿所，午后活动就尽量放松一些，以避免他在睡觉的时候过度疲劳。

- 下午4:00~5:00之间小宝宝需要短休一会儿。如果去公园，可以在婴儿车里睡这一觉；在家里，可以在花园或者安静的房间里睡这一觉。

- 如果游戏活动在家里举行，我建议下午4:30的时候，让其他妈妈帮着把大部分的玩具收拾起来。在宝宝开始感到又累又饿的时候，放在外面的没有收拾起来的玩具越少，就会越容易让宝宝帮着收拾。

- 下午5:00左右，无论是母乳喂养还是喝奶粉的宝宝，都需要吃半顿的奶水。根据你午后时间安排，可以让大宝宝在5:00~5:30之间用晚间茶点。如果有朋友陪着，他或许会很开心地一直玩到5:30，这样你就有时间来给小宝宝喂奶。在小宝宝吃完奶之后，在你给大宝宝准备晚间茶点或者陪大宝宝用晚间茶点的时候，小宝宝可以很开心地坐在躺椅上，或者在游戏毯上面玩。作为一种轮换，如果你把时间安排得很合理，并且在早些时候就已经准备好了晚间茶点，那么在你给小宝宝喂奶的时候，大宝宝就可以开心地坐在桌子前吃晚间茶点。

- 这时需要注意的一点是，在给小宝宝喂奶的同时又照管大宝宝用晚间茶点，你要坐得离大宝宝近一些。绝对不要让大宝宝自己在那里吃饭。这样不仅仅会造成危险状况，况且在你去另外一个房间给小宝宝喂奶的时候，大宝宝会有被丢弃的感觉。

晚上6:00~7:30

- 对有学走路的小孩和一个刚出生宝宝的父母而言，通常这是一天当中最艰难的时刻。在这个时刻，大多数宝宝都开始变得疲倦而且容易烦躁。在合理的时间里两个宝宝都洗完澡，并且把他们安顿得愉快地睡下，需要付出大量的耐心和很强的自控能力。我在实践当中发现，大多数妈妈最后会把精力集中在较大宝宝身上，但是一旦你们责备他，催促他，就会使他感觉自己被忽略了，更容易变得不开心。我认为，在小宝宝洗完澡，擦干身子，包暖和了，喂完奶之后，你就可以将他放到床上，简单地拥抱一下就可以了。小宝宝安然地躺在床上，你能够腾出一些时间来好好陪陪宝宝们，给他们讲最后一个故事，再哄哄他们，给他们一个晚安拥抱。

- 这个时候，如果大宝宝不愿配合你，记住不要去强迫他，你可以使用分散他注意力的方法。举个例子，如果你发现大宝宝开始生气了，并且不愿意帮着你给小宝宝擦干身体，或者对她的小弟弟、小妹妹态度开始不好起来，你就少给他一些和小宝宝互动的机会。早上的时候，你可以把小宝宝放在床上，并且鼓励大宝宝“亲亲他的小弟弟或小妹妹”，此时，大家精神状态都很好，大宝宝的行为比较容易预测。

• 尽量在晚上6:00之前就把两个宝宝都带上楼去。这样做的好处是，避免在刚刚出生之后的日子里，小宝宝变得过度疲劳。记住，在他上一次醒来的2个小时之后，要让他睡一会，同时你也要考虑他在傍晚睡了多久。如果那一段时间他睡得很短，就要在6:30的时候安顿他上床睡觉。

• 你是否可以给两个宝宝一起洗澡，这很大程度上取决于大宝宝的年龄以及他洗澡时候的活跃程度。下面给出了给宝宝洗澡时的两种做法。我建议每一种都尝试一下，再确定哪一种对于你来说最有效果。

给两个宝宝一起洗澡

为了让这种方法奏效，你需要把小宝宝放在一个特制的可以靠在上面的洗澡椅上，这样你的双手就可以被解放出来。在浴室的地板上放一块垫子，这样当你在快速地给小宝宝洗澡的时候，大宝宝可以在一边玩。你也可以一边盯着大宝宝，一边把小宝宝放在那个垫子上面，给他擦干身子，按摩，穿衣服。

因为在5:00时已经喝过奶了，一旦给小宝宝穿上衣服他就会很愉快地躺在垫子上面，这让你有足够的时间给大宝宝洗完澡，并且给他擦干身子，擦上油。

把两个宝宝都带到卧室去，鼓励大宝宝自己穿上衣服，这个时候可以给小宝宝喂第二次奶，或者让小宝宝把奶瓶里面剩下的奶喝完。

大宝宝穿上衣服之后，你应该鼓励他坐在一边喝牛奶，听你给他讲故事，或者他自己看录像。

此时，尽量创造一种宁静的气氛，让两个宝宝都不会变得过度兴奋。确保周围没有很多的玩具，防止大宝宝的精神头又上来。

不管你采取什么样的方法，绝对不要简单告诉大宝宝说不准大声叫喊、不准跑来跑去，因为你要哄他的弟弟或者妹妹睡觉。这样做只能让他又开始到处乱跑并且用他最大的声音喊叫。相反你可以这样做，告诉他现在是安静时间，一旦他的小弟弟妹妹睡觉之后你就可以单独来陪他玩。

如果大宝宝非常活跃，不是那种在你哄小宝宝睡觉时候，他就可以静静坐着的那种类型，就可以采取另一种做法。在小宝宝的房间里给他准备一个特制的玩具。一个我认为特别有效的主意就是，在小宝宝的房间里放几张小床（刷过油漆的盒子，加上手工编织的篮子等），让宝宝可以把他专门的玩具放在上面睡觉。在你把小宝宝放到婴儿床上去睡觉的时候，他还可以把他旁边的小玩具们也放上小床上去睡觉。在给这些小玩具掖好被子之后，他可以用特制的瓶子或者广口杯轮流给他的小玩具们喝水。

在安顿小宝宝在婴儿床上睡觉前的几分钟里，用非常低沉的声音告诉小宝宝，他现在必须非常安静，因为现在是他躺在婴儿床上睡觉的时间。这样你就可以给他的大哥哥讲一个特别的故事。

要向小宝宝强调他的哥哥是多么好的一个宝宝，并且他是多么的安静。当然，你说这些话要让大宝宝能够听得见。

一旦小宝宝已经睡下，你就可以把大宝宝带到他的房间里专门给他讲故事。讲故事的时间要有严格的限制，否则你就会陷入一个总是再讲最后一个故事的局面，而睡觉的时间会被一再地拖延。我建议你每次给他讲故事的时间控制在15~20分钟之间。

分别洗澡

第二个宝宝刚出生之后，给两个宝宝同时洗澡是一件令人望而却步的事情，那么就需要分别给两个宝宝洗澡。如果你想要宝宝在7:30前就上床睡觉，可取的做法是提前开始给他们洗澡。很显然，分别给两个宝宝洗澡会花费更长的时间。你可以把下午5:00的就餐时间提前15分钟，这样就可以把给小宝宝洗澡的时间也提前一些。你可以让大宝宝来帮助你给小宝宝洗澡擦干身体、按摩。我过去经常鼓励大宝宝来帮助小宝宝洗脚丫，然后给他擦干，再帮助小宝宝的脚丫擦油，还让他数小宝宝的脚趾头。这可以很好地分散他的注意力，不让他去接触小宝宝身体的其他比较娇嫩的部分，比如脑袋、眼睛、嘴巴等。

要给小宝宝喂奶，也可以采取和上面相同的做法，只是在这个时候先不要给大宝宝喝牛奶。应该在6:30之前把小宝宝放到婴儿床上安顿他睡觉。如果他在吃完奶之后又变得精神振奋，不想去睡觉，依然要把他放到婴儿床上，但是把灯光调暗一些，并且在婴儿床上放一面婴儿镜或者一本书让他看着。在我安顿的一对双胞胎睡觉的时候，我经常用这一招，他们迅速养成一个习惯，那就是在还醒着的时候就爬上婴儿床，在睡着之前，开心地看着他们的书或者镜子，直到睡着。

这就可以让你能够在6:30左右的时候给大宝宝洗澡，并且在晚上7:00左右给他喝睡前牛奶并且给他讲故事。这样就可以确保他在7:15~8:15之间就上床睡觉。

Q我的大宝宝已经18个月大了，最近连续6个月不去上托儿所了。当我给6周大的小宝宝喂奶的时候，他很难去做他上午往常进行的活动。每天早上9:30到中午12:00的生活变得异常艰难。这个时候，我既要让一个吵吵闹闹的宝宝有事情做，又要给一个困得睁不开眼的6周大的宝宝喂奶。这样的生活让我倍感伤心，焦虑和孤独。

A我经常和那些完全一个人照顾宝宝，又不愿意寻求帮助的妈妈交流。当然，你若是刚刚又生了一个宝宝，这或许是你寻求亲朋好友帮助的最紧迫的时刻了，这也是他们最愿意施以援手的时候。非常常见的情况是，看起来不愿意帮忙的祖父母、外祖父母，这个时候也变得最勤快，是最用得着的求助对象。实际情况往往是这样的，你没有向他们求助的时候，他们会保持一定距离，这是因为他们不愿意来打扰你。即便他们不愿意直接来帮着照顾宝宝，或许他们也能够帮着处理一下购物，熨衣服或者其他的家庭琐事。

宝宝的祖辈会忘掉了这最初的几个月是多么的艰难，你周旋于两个宝宝之间的时候，只是一句不经意的提醒，就会让他们为你提供大力的支持。对于大多数母亲而言，这一段时间比第一个宝宝出生时还要艰难。第一个宝宝出生的时候，亲戚会非常踊跃地为你提供支持，但是这时，他们忘记了一大一小两个宝宝的双倍需求是最大的挑战。如果你足够幸运，宝宝的祖父母就在附近，尽量每周定期地安排一个时间，让他们来帮帮你。或者帮着你把大宝宝带到公园去逛逛，或者帮着照看一下小宝宝，以便让你可以抽一点时间陪陪你的大宝宝。

在你已经有了一个2岁的宝宝以后，最大的一个挑战就是给小宝宝喂奶。看见他的妈妈在沙发上一动不动地给小宝宝喂奶，这情景会让大宝宝表现出他性格中最恶劣的一面。一个小窍门就是挤奶。新出生的宝宝用奶瓶吃奶要比直接从母乳吃奶快一些。这种做法会让你在此时能更快地给宝宝喂完奶。挤奶也是保证你的乳汁供应的很好方法。

如果宝宝的祖父母等人不在附近的话，可以求助你的朋友。很多妈妈可以聚在一起帮你照管你的大宝宝，或者帮你带着小宝宝出去散步，亦或者在你给小宝宝喂奶的时候，帮你逗逗大宝宝。

在新宝宝出生之前，尽量去帮助你的朋友，这样在你向她们求助的时候也会感到心安理得一些。这也能让大宝宝更好地认识你的朋友，并且为他做好与你的朋友共处的心理准备。

也要考察一下你所住的地区是否有类似的妈妈和宝宝互助组。如果有，可以每周去参加一次。这种互助组花销不是很大，而且这里的人们一般都非常热情。周围通常会有一些这样的互助组，因此你可以多尝试一下，然后选择一个最适合的小组。建议你可以走出家门，而不是每一个早晨都在家里和宝宝一起烦躁不安地度过。

如果正在遵循《育儿圣经》上面的作息规律，你会发现，在早上10点钟给小宝宝喂完奶之后，会有1小时左右的时间去公园进行一次短暂的散步，这是个很理想的时间，你的小宝宝是清醒的而大宝宝也正好需要一些运动。小宝宝确实需要利用这样的机会出去走走，除非天气实在阴湿的情况外，建议你上午出去呼吸一些新鲜空气。

宝宝都喜欢外出，如果宝宝穿得很严实，并且小宝宝的保护措施很到位的话，短暂的外出散步将会是一件非常不错的事情。这能让你看见一些不同的面孔，很多也是妈妈，另外一些是出来遛狗的人。散步也让你可以做一些运动，最重要的是，能够消耗掉宝宝的一些精力，让他疲惫一些好睡午觉，并且也能让你得到所急需的休息。

Q 我3岁的宝宝每周有3个早上要去托儿所，可是这些天，我发现原有的作息规律完全被打乱了。按照你的建议，我在早上8:45左右把小宝宝放进童车，那个时间正是我送大宝宝去托儿所离开家门的时间，小宝宝通常在5~10分钟之内就不知不觉睡着了。因为从家到托儿所只需要10分钟，我一般在9:15的时候能够回到家，此时小宝宝也会醒来，并且不愿意再回去睡觉了。虽然他在7:00的时候吃奶已经吃饱了，但是还没有等到你所建议的上午11点，他就又要吃奶。这样就造成了连锁反应，一天的作息规律就完全被打乱了。

A 不要直接回家，为什么不在外面多走一会呢？如果你把外出的时间延长到20分钟，那么小宝宝也就一定会一直睡着。掌握一下时间，在9:45再到家。

要让小推车在这个过程发挥它的作用。可以推着小车去商店购买一些杂货，或者推着小车去公园逛一逛。对于一位有着两个3岁以下宝宝的母亲而言，很难有些时间去做自己的事情或者思考一些问题。你把在外面散步的时间延长一些能够让你有一点点安静的时间，也有助于让你的小宝宝维持正常的作息。

Q 小宝宝将近7个月大了，就像第一个宝宝那样能够很好地遵循作息规律。然而，我现在所面临的问题是按照你书中所推荐的那样，把他的午餐时间安排到接近中午12:00的时候。在12:00的时候我必须去托儿所接我的大宝宝。

这就意味着我必须在上午11:30的时候就离开家门。我曾经尝试着把小宝宝的午餐时间延后到下午1:00，那个时候我们已经从托儿所回来了，但是那时候他已经变得非常疲惫，吃了一点点之后就发起脾气，然后就再也不吃了。如果我想要把午餐的时间提前到11:00的话，可是那个时候他还不是很饿，吃的也很少。

他现在早上醒得越来越早，我很确信这是因为他白天没有摄入足够的食物。

A 这是一个常见的问题。对这个问题我的建议是，可以把他的午餐分开给他吃。如果他在上午11:30的时候就非常饥饿的话，那么在你离开家门去托儿所之前，在11:15左右给他吃一点开胃的食物，然后在你从托儿所回来的时候再给他吃一点布丁。随着宝宝慢慢长大，你会发现事情变得越来越轻松，同时给两个宝宝喂饭也变得更加容易一些，如果再过几个月之后，你的小宝宝可能会非常开心地等到12:30，那时他可以和他的兄弟姐妹们一起吃午餐。

Q 大宝宝在10周的时候就可以一觉睡到天亮。我现在用同样的作息方式来照管我的第二个宝宝，为什么没有起到作用?

A 每个宝宝的具体情况不同，有的是能够很容易地适应一种作息规律的。你的第二个宝宝，适应同样的作息规律也许需要花费更长的时间，并且也需要父母更多的耐心和坚定不移地努力。在这个时候重要的是不要灰心，不要忧虑，而是要从这种作息规律起作用的方面看到信心和希望。因为压力和焦虑会让你精疲力竭。相信宝宝最终一定能够一觉睡到天亮。

Q 我非常担心自己的乳汁供应，现在我的乳汁量在迅速地减少。像你建议的一样我开始挤奶，但是还跟不上宝宝的需要。我现在应该混合喂养宝宝么? 我常常为我的宝宝准备了足够的牛奶。

A 过度疲劳或许是造成这种现象的主要原因。有第一个宝宝的时候，在他睡觉的时候你还可以睡觉。但是当宝宝开始学走路的时候，想要休息一会儿开始变得不可能。晚上10:00时，一个配方奶粉的奶瓶就能成为您的救星，别人可以拿着奶瓶去喂小宝宝，而你可以早一点上床睡觉。此外，吃饭没有吃好是造成这种现象的另一个原因。在照看一个学走路的宝宝和一个刚出生的小宝宝的时候，除了能随手抓点零食吃之外也吃不了别的什么东西。在你的小宝宝睡午觉的时候，尽量坐下来和你的大宝宝一起吃一顿正常的午餐。你要吃一些香蕉以及其他一些能够快速补充能量的食物，以保证你白天能够有足够的精力。

睡觉以前的斗争

宝宝不睡觉是一个非常常见的问题，而这个问题又经常发生在家里又有小孩出生的时候。在我的经验看来，造成这种现象的主要原因是，对于安顿两个宝宝睡觉需要花费多长的时间，妈妈没有足够的估计。

过去曾经是一件宁静而快乐的事情，现在看起来却好像是一场斗争。一个妈妈，既要照顾好一个学走路的宝宝，又要应对一个大哭大叫的小宝宝。显然，在这个阶段首先要照顾小宝宝的需要，也就意味着在更多的时间里，大宝宝会不开心，会过度疲劳。在小宝宝被安顿睡下之后，大宝宝开始变得过度疲劳，所以要花几个小时的时间来安顿他睡下。避免这种局面的关键就是，你可以事先做一点预案，把安顿宝宝睡觉的时间提前一些。

对于如何准备一个预案，如何创造一个对于两个宝宝都没有压力的睡觉时间，或者如何应对一个难于安顿睡觉的大宝宝，下面给出了一些建议：

- 尽量确保午餐时让宝宝摄入足够的蛋白质。这样你在准备晚间茶点的时候可以简单一些，比如你可以准备一点意大利面，或者一份浓汤外加三明治。

- 宝宝睡醒午觉的时候，你就要把他们洗澡和睡觉所用的所有东西都拿出来，比如毛巾、脱脂棉、睡衣、尿布、围兜、浴巾等，并且把它们放在需要使用的地方。

- 下午，如果宝宝不愿意把他玩完的玩具收拾起来，就不要再让他从柜子里面往外拿玩具。要鼓励他把所有的玩具或者至少一些玩具收拾起来。

- 在下午5:00的时候，晚间茶点就应该已经准备好，而大宝宝也应该坐在桌边了。那样在大宝宝用晚间茶点的时候，你可以同时坐在旁边给小宝宝喂奶。

- 在不晚于下午5:45的时候两个宝宝都应该被带上楼，这样才能留有足够的时间给宝宝洗澡让他们放松下来。

- 尽量在6:15之前给两个宝宝都洗完澡穿上衣服，使你有足够的时间给小宝宝再喂一次奶。你可以一边安顿大宝宝睡下，给他读故事或者让他看动画片，一边给小宝宝喂奶，在那之前不要给大宝宝喝牛奶。但愿大宝宝会全神贯注地翻看书或者录像，或者喝着牛奶，让你有足够的时间给小宝宝喂完奶。

- 即使小宝宝看起来不累，也要把他放在婴儿床里面。把灯光调暗，同时在他的婴儿床里放一本小书或者一面小镜子。如果能足够地早形成这种习惯，大多数小宝宝自己就会很快很轻松地躺下。

- 在最初的时候，大多数小宝宝在晚上6:30~6:45之间就会睡着，这样你能够在大宝宝变得过度疲劳以前，有足够的时间来安顿他，给他讲故事。

同胞之争：嫉妒心

同胞之间的对立不是什么新的东西，这种现象有史以来就存在。新出生的宝宝好像对原来的宝宝形成了威胁，特别是对那些原来独享着父母关爱的宝宝而言。大宝宝必须适应这样的状况，那就是你陪他的时间有所减少。这经常会让他感到非常没有安全感，他会表现出种种在你看来很过分的行为。

对大宝宝如何来应对家里新出生的小宝宝等问题，很多书籍和育儿杂志都给出了种种建议。诸多的建议都强调父母要读一读如何让大宝宝应对家里新出生宝宝的书籍。妈妈被告知在怀孕的时候就鼓励大宝宝和肚子里的小宝宝说话，并且鼓励为大宝宝准备入托事宜。这些都是很好的建议，但是我个人认为，如果在小宝宝出生以前就给大宝宝制定正确的规矩和原则，很多不幸的局面都可以避免的。

下面的章节可以说明，给小宝宝制定清晰并且严格的规矩，有助于有新宝宝的父母避免很多困境。

15个月大的托马斯曾在他父母的卧室里面玩耍，这是每一个周日早上他都会做的事情。托马斯还不会走路，只会爬着走，他非常着迷于爸爸的网球和壁球，而这些东西被放在一个很大的扶椅后面。他每周都会和父母（他妈妈已经怀孕三个月了）一起玩那些球，每天都会高兴地把那些球滚来滚去，玩上20分钟左右。他的爸爸妈妈也会借着这个机会躺在床上看着报纸放松放松。偶尔托马斯也会故意把球扔到父母的床上，父母就轻轻地把球扔回去，注意是轻轻地把球扔回去。无论是托马斯还是他的爸爸妈妈都从这样一个简单的环节中获得了很多的乐趣。

你可以想象连续6个月都是这样的情景，并且和爸爸妈妈睡在同一张床上。而现在托马斯已满21个月，已经会走路了并且更强壮了。他不再满足于把球滚来滚去，而是更想要把球扔到空中去。为了安全起见，托马斯的爸爸妈妈突然不想再让他摆弄这些球。因为托马斯在很多个月以来一直这样玩耍，这样突然地停止让他变得非常不开心。爸爸妈妈一遍一遍地警告他，在滚动球的时候要小心，但是没有任何效果。无可避免的一幕终于发生了，飞来的球砸中了小宝宝，让他大哭起来。震惊和忧心忡忡的父母开始安慰哭泣的宝宝，同时对托马斯大发脾气（这个时候托马斯也在又哭又喊），说他太淘气太粗心。

我们永远不会知道托马斯是否故意把球砸向小宝宝，那也不是这个故事想说明的问题。故事想说明的问题是，从一开始的时候，是否应该允许托马斯在父母的卧室里面玩球。

在我看来，这是一个典型的没有给宝宝制定明确规则的例子。指望宝宝满足于轻轻地把球扔来扔去，本身就是很荒谬的，因为球类本身就不是一种很温和的游戏。因此，父母对托马斯在卧室当中轻轻玩球的想法是不切实际的。这种情况属于，没有正确制定室内游戏和室外游戏的限制。

在给较大宝宝制定规则和限制的时候，父母应该事先考虑到，现在所制定的规则和限制到新宝宝出生以后是否是符合实际的。

怎样喂奶和照管初学走路的宝宝

曾经有满怀怨气的妈妈频繁地问我这样的问题，在给小宝宝喂奶的时候怎样来照管他们的大宝宝。这无疑是一个妈妈所面临的最艰难的时刻之一，这个时候拥有一个良好的开端是至关重要的。下面的章节展示了这样的场景，妈妈，小宝宝，较大的宝宝，是如何把一个宁静的下午完全变成了一场哭叫比赛的。这应该可以帮你找到一些方法，从一开始就避免这样的问题发生。

蕾切尔（妈妈），亚历山大（23个月大），小宝宝威廉（四周大），他们都待在客厅里。小宝宝威廉刚刚用了35分钟吃完奶。这段时间里亚历山大表现得很好，一边玩一边很开心地和他的妈妈聊天。他的妈妈特意不断地告诉亚历山大，他是一个多么懂事的宝宝，他的小弟弟是多么地爱他。他总是鼓励亚历山大轻轻地抚摸小宝宝的脑袋，让他对威廉温和一些，强调这样爱护小弟弟威廉的重要性。

蕾切尔：亚历山大，在妈妈给威廉换尿布的时候你为什么不把玩具收拾起来呢？

她把威廉放在垫子上，然后去找需要换的东西。

亚历山大：不，我不想。

蕾切尔：如果你能快点把玩具收拾起来的话，妈妈会给你一块很好看的饼干。

然后，亚历山大一边抱怨着一边跺着脚，同时把他的玩具扔向他的玩具箱。这样的情况下，小宝宝开始哭泣，而妈妈也开始发脾气。

蕾切尔：亚历山大，在收拾玩具的时候小心一些。你可能会砸到你的弟弟，可能会伤到他。

话音刚落，亚历山大就敏捷地把一个小球打到了他弟弟的脑袋上。小宝宝吓得惊叫起来，而妈妈已开始对亚历山大吼起来。

蕾切尔：你真是个坏宝宝！你太淘气了。你把可怜的威廉弄哭了。如果你再那样做的话，我就把你的全部玩具都收起来，你也没有饼干吃了。

亚历山大开始大哭大叫起来，并且把他的玩具扔的到处都是。

亚历山大：我不要玩具，我也不要饼干，不要小宝宝，也不要妈妈。

在那之后，蕾切尔又试图把局势平息下来。抱着哭泣的亚历山大，给他吃饼干。而这饼干是原本要在他很乖的收拾完玩具之后才给他的。妈妈也告诉亚历山大，他是一个很好的宝宝，好宝宝不准把他们的玩具到处乱扔，不准粗鲁地对待他人。

仅仅在短短的几分钟之内，一派和谐的家庭景象变成了一幅无法控制的混乱局面。愤怒，嫉妒，牢骚，小贿赂，威胁，恐惧和沮丧尽数出现。在这个阶段亚历山大并不十分在意别人说他是好宝宝、坏宝宝或者淘气的宝宝，因为现在他得到了他想要的所有东西：妈妈的爱，拥抱和关注。

如果我们一点点地回顾一下整个过程，就能够找出是什么促使亚历山大做出这样的行为，并且找出在这种情况下，如何避免，或者至少是把潜在的问题最小化的方法。

蕾切尔明白给小宝宝喂奶至少要有30~40分钟，很希望在她喂奶过程中亚历山大能够平静开心地待着。为了达到这个目的，一开始的时候，妈妈拿出很多玩具来给他玩，并且还一个劲儿地表扬他。现代的心理学都鼓励父母去表扬宝宝好的行为而忽略那些不好的行为，并且也强调要让大宝宝在一开始的时候就和新出生的小宝宝打交道。

从理论上看，这是非常合理的建议，但是非常不幸的是，正如在亚历山大这个例子当中一样这个建议经常会起到适得其反的效果。在妈妈给小宝宝喂奶的时候他看起来非常的开心和满意地玩着他的玩具，但是可以肯定15~20分钟以后他就开始变得烦躁起来。很可能的状况是，他不但不像妈妈所一直说的那个好宝宝，并且也受够了总是要羡慕小宝宝的感觉。

等到妈妈快要给小宝宝喂完奶的时候，他感到烦躁和失落到极点。他也想得到妈妈的一些关注。但是这个时候对于他来说，需要等到妈妈给小宝宝换完尿布，才能得到一个拥抱和一块饼干，这样的时间看起来太长了。他期望所有的事情就像小宝宝没有出生以前一样，只要他什么时候需要妈妈，妈妈就会出现。他不想和另外一个要求很多的人同时分享一个妈妈。在他的眼里，既然那个小宝宝只要一哭就会引起妈妈的关注，那么他通过同样的方法也能够达到同样的目的。23个月大同时又有一个小弟弟，他正在感受着许多新的情绪。当这种局面出现，同时受到了好几种情绪的影响，他只能用他所知道的方式来处理这种情况。给一个小宝宝喂奶怎么也需要将近一个小时的时间，对于亚历山大这个年龄的宝宝而言是一段相当长的时间。

关于如何在给一个小宝宝喂奶的同时，让另外一个宝宝有事情做，下面给出了一些指导原则，但愿这些指导原则能够避免宝宝发脾气：

- 在刚开始给宝宝喂奶的时候，亚历山大玩得非常开心，那个时候，蕾切尔最好的做法是，应该继续给宝宝喂奶，而不是把注意力放在亚历山大身上。

- 最好由亚历山大自己来做决定，他是愿意在旁边羡慕着小宝宝，还是愿意和小宝宝说话。

- 给小宝宝喂奶的过程中，在蕾切尔想要给小宝宝换尿布的时候，实际上可以做得更好。比如她可以这样说，我们一块去拿一些水来给威廉换尿布，同时给你拿一块饼干和一些果汁。这样的话，在她快要给小宝宝喂完奶的时候，足以分散亚历山大的注意力，不让他感到烦躁。

- 一旦给小宝宝喂完奶，换完尿布，蕾切尔可以把他直接放到他的椅子上面去，因为他的所有的需求已经被满足了：抱抱，喂奶，换尿布。在那之后，她可以专门抽出时间来陪亚历山大，这种关切是亚历山大所想要的。他们可以一起来做把玩具收起来的游戏。

- 和一个抓狂的宝宝讲道理，告诉他为什么要爱护他的小弟弟，是没有任何意义的。在这个时候，他是非常情绪化的。你需要跟他说清楚一条规矩，那就是无论他怎么看待他的小弟弟，他绝对不可以伤害他的弟弟。

- 玩具箱和玩具篮通常是潜在的危险所在。不同的玩具应该分别放在不同的盒子里面，盒子最好带有安全的盖子，把盒子存放在柜子里并把柜门锁上。当小宝宝在旁边的时候，妈妈能够保证，只有安全的玩具才可以从柜子里面拿出来。

- 绝对不允许在屋子里面玩球类游戏；在很小的时候就应该让宝宝明白有一些玩具和游戏只能在室外玩。这样就可以避免在第二个宝宝出生之后，出现像我上面举例所提到的那种局面。

- 最好不要和宝宝讲条件，因为这样造成的结果往往就是，父母会用贿赂的方式去促使宝宝守规矩。宝宝很快就会认为，表现良好只是为了能够最后得到奖励。

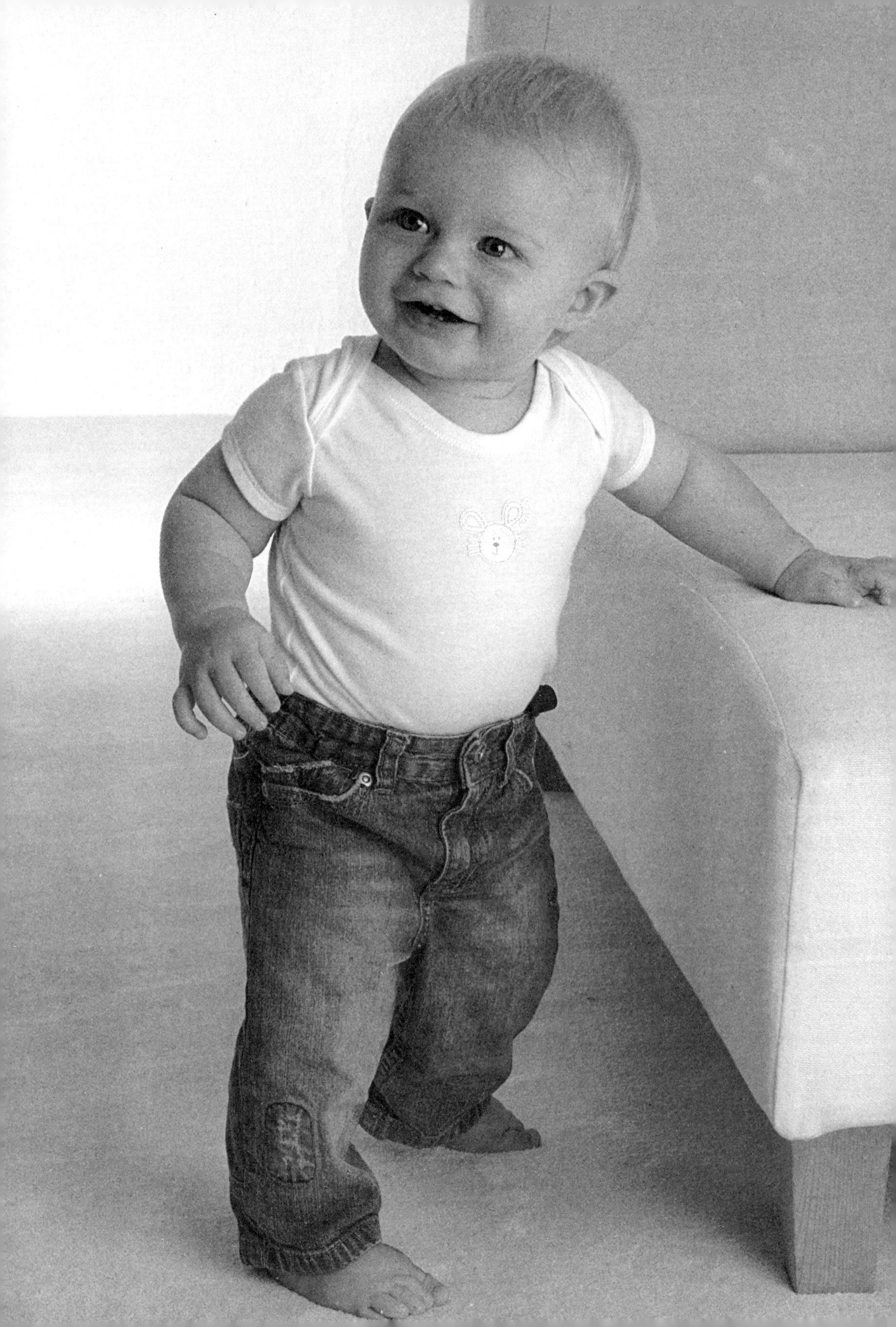

Habits – the Good the Bad and the Ugly

第7章 各种习惯
——好习惯、坏习惯和不良习惯

尽管这本书的大部分内容都侧重于让宝宝养成良好的进食和睡眠习惯，其实还存在着其他的一些好习惯，也可以让宝宝在早年学会。一提到这些习惯，刷牙和洗脸洗手是首先出现在脑海中的两个习惯。如果在早期，能够以正确和积极的方式来引导宝宝，就可以避免日后很多所谓的斗争。

还有一些习惯，早期时被认为是好的，但是后来又被视作是坏习惯。举个例子，宝宝找到他大拇指的时候，大多数妈妈都松了一口气，很多的妈妈都很积极地把宝宝的的大拇指塞进他的嘴里，鼓励这种舔手指的习惯。宝宝每天夜里或者每天早上很早时候醒来，舔手指是宝宝寻求慰藉的一种很好的方式，能够让宝宝又重新睡过去。但是如果在宝宝3岁以后依然习惯于舔手指，就是另外一种不同的情况了。如果宝宝总是把他的手指放在嘴里的话，父母常常会感到很苦恼和很尴尬，尤其是在公共场合的时候。

有些宝宝非常依赖于毛毯，棉布或者绒毛玩具。这些东西，就像舔手指一样，能够给宝宝以特殊的慰藉。通常可以用来帮助宝宝睡眠，或者缓解宝宝不开心的情绪。但是，一旦宝宝对这些东西感到着迷，无论去哪里都要拿着这些东西，这就成为一个问题了。

挖鼻孔也是另外一个非常常见的习惯，很多家长都对这个习惯极度反感。而宝宝把挖出来的东西到处乱扔，让即使是最开明的家长都完全感到很厌恶。尽管随着年龄的增长这些习惯都会消失，对于如何在习惯形成的时候就避免坏习惯，纠正已存在的坏习惯，并鼓励形成好的习惯。下面给出了一些建议。当宝宝过了18个月以后，我发现小红花表格的作用是无法衡量的。它对建立良好的习惯是一个很大的激励。为了让小红花表格发挥作用，表格上面应该有足够的任务让宝宝去完成，要让宝宝每天都能得到一些小红花。

慰藉物

在6~9个月大的时候，几乎所有的宝宝都会养成对某种慰藉物的依赖。慰藉物的选择因宝宝的不同而不同。有些宝宝会选择一条毛毯或者一块棉布，有些宝宝会选择一个绒毛玩具或者他们自己的手指，又或者选择一个奶嘴。

心理学家认为，宝宝产生对于一种慰藉物的依赖，大概发生的年龄，都是在他们意识到自己是一个独立的与妈妈分离的个体的时候。在他们感到孤独或者脆弱的时候，这些慰藉物能给宝宝一种安全感。

婴幼儿护理专家佩内洛普·里奇说到，当宝宝得不到来自妈妈的慰藉的时候，一个可以抱着的玩具就被认为是妈妈的替代品。大多数的专家都同意这样的观点，使用一个慰藉物在一个宝宝的发育过程中是很正常的一部分，但是大多数专家都强调了不过度依赖于慰藉物的重要性。如果只允许宝宝在休息和睡觉的时候才可以拿着这些东西的话，那么过度依赖的行为很容易就能被避免。允许宝宝到处托着一块毛毯，一块棉布，一个绒毛玩具或者一个奶嘴，那么如果丢了这个东西会引起很麻烦的局面。

到了3岁的时候，大多数宝宝不再那么依赖他们的慰藉物。午睡的时候绝大多数宝宝已经把这些东西丢掉了。

下面的指导原则能够有助于宝宝避免过度依赖慰藉物：

- 当你发现宝宝变得越来越依赖于某种物品的时候，可以制定一些限制，只有在睡觉的时候，或者休息的时候，或只有在家里才可以拿着那些东西。虽然在外出度假或者需要在外面过夜的时候，需要带着这些东西，但是在平时不要允许宝宝把这些东西从一个屋子带到另一个屋子，或者带着出门。另外，也要始终恪守一条，那就是毛毯，棉布，绒毛玩具和奶嘴必须放在婴儿床上。

- 如果可能的话，尽量再买一个相同的东西备用，这样让你可以频繁地换洗，并且在这个物品损坏或者丢失的时候有替代品。

- 如果你发现宝宝越来越依赖于某一个慰藉物，并且开始变得内向，不像以往那样与别人互动，那么可能会存在一些潜在的心理上的问题。寻求你的卫生巡视员的建议。

舔手指

所有的宝宝一生下来就有舔东西的本能，几乎所有的宝宝在某一阶段都舔过手指。有的宝宝，在母亲的子宫里就开始舔手指头，但是在未满3个月之前，宝宝的嘴巴和手没有足够的协调能力，还不足以让他们把手指头放进嘴巴。一旦婴儿有了舔着手指头所必需的协调能力，他们舔手指的频率和时间长度是有很大差别的，也因宝宝的具体情况不同而不同。大多数宝宝舔手指的时候，是在他们感到疲惫的时候，睡觉之前或者饥饿的时候，他们把大拇指当成一种慰藉物。在5~9个月的时候，舔手指和咬手的现象出现的频率通常达到了顶峰，而到了1岁的时候，舔手指的现象开始减少。然而有些宝宝还会在睡觉的时候继续舔手指,那些在白天也不断地舔着手指的宝宝很容易养成一个长期的习惯，而这个习惯会很难改掉。

如果宝宝快要1岁了，白天还总是舔手指，其原因可能是因为宝宝感到枯燥。应对这种情况最好的方法就是鼓励宝宝多进行一些体力性的活动，比如汤姆堡（风行于英国的一种游戏）或者游泳课。当在家里的时候，鼓励宝宝多爬爬，或者多推推他的学步车，或者轮换他的玩具以便他不至于感到枯燥。超过

1岁的时候，宝宝就开始学会如何自娱自乐，为了达到这个目的，他需要从他们的父母或者护理员那里得到鼓励。

诸如图形分类玩具或者圆环等游戏内容，都可以很好地鼓励宝宝使用自己的手指头。我认为，分散注意力的方法要比表达你的不满情绪有效果得多。对宝宝舔手指的行为大发脾气，或者总是把他的手指头从嘴巴里面拿出来，是很少会起作用的。并且只能让宝宝更加焦虑，让他们更加需要舔着手指。

对于较大的宝宝而言，过度的舔手指会成为一个非常实际的问题，能够导致宝宝牙齿和下颌的畸形，结果就是需要进行很多牙科的治疗。再说一遍，仅仅对于这个习惯表达不满很少会起作用，努力找出造成这种现象的原因是好得多的选择。

枯燥,疲惫和缺乏安全感通常是造成宝宝舔手指的主要因素。我经常发现，当我让已经疲惫的大一点宝宝回到自己的房间里去休息，在那里他可以私下里舔手指，我这样建议他时，他立即就会找到更好地事情去做。

奶嘴

如果宝宝满1岁了，依然依赖着奶嘴，比较明智的做法是尽量在他2岁那一年改掉这个习惯。因为随着他年龄的增长，就越难改掉这个习惯。除了经常含着一个奶嘴可能会给他的牙齿带来的损害之外，你也应该考虑这种习惯对于宝宝社交能力的影响。如果他们依然含着奶嘴，就会经常被他的同龄人所嘲笑。

如果打算让宝宝丢掉奶嘴，你应该考虑下面几点：

- 不要让你的亲朋好友因为宝宝含着奶嘴而嘲笑他。以我的经验看来，只有婴儿才需要奶嘴的，或者，你嘴里含着那个看起来很傻，这类说法只会让一个敏感的宝宝感到非常自卑，使他倍感压力，从而又增加了对于奶嘴的向往。

- 绝对不要在新宝宝出生前后很接近的时间里让宝宝把奶嘴拿掉。

- 在你想要把他的奶嘴拿掉的时候，宝宝的健康状况应该是良好的，如果生病，要等他完全康复以后。

- 想要为他戒掉奶嘴的时候，尽量避开将要发生重大变化的时期。比如搬家、入托、妈妈要回去工作等。

- 对于一个比较大但是又很倔强，不愿意丢掉奶嘴的宝宝而言，可以给他宽心，告诉他你不会把他的奶嘴拿走，但是他必须只能在自己的卧室里含着奶嘴。同时，可以提醒他，如果他能把这个东西给医院里的小宝宝，或者姨妈家里新出生的小孩，你会感到非常开心和骄傲。

需要通过怎样的方式来帮助宝宝戒掉奶嘴，取决于宝宝的年龄，以及他使用奶嘴的频率。对于一个不满2岁的宝宝而言，最好的方法是彻底戒掉。因为他的年龄太小，还不足以给他讲道理。试图逐渐为宝宝戒掉奶嘴的方式很少能起作用，因为宝宝连续几个小时地又哭又闹通常就让父母心软了。如果宝宝习惯于白天和晚上都含着奶嘴，建议可以选择一个周末，你爱人在旁边的时候，来把他的奶嘴拿掉。可以给宝宝安排大量的活动，让他一直闲不下来，通过这样的方式来帮助他戒掉奶嘴。在他没有奶嘴的第一天里，他很可能过得很难受，但是如果把他带出家门，带着他去做一些需要消耗大量体力的活动，如带他去游泳，去公园玩球，或者荡秋千等。这能够最大限度地减少他的哭泣。如果在家里的时候，可以尽量带着他画手指画，整理花园，玩水。这期间内也不要把他放到婴儿床上去睡午觉，这或许是最好的选择，因为在没有奶嘴的情况下他很难睡下，并且你也不想让宝宝进入中午的精神状态。如果你带宝宝外出或者闲逛的话，他就可以在汽车或者婴儿车里短休一会儿。

在那天晚上当你安顿他睡觉的时候，可以给他一个特别的新玩具，但愿他可以用那个玩具作为一种替代的慰藉物。当然事情的实际情况是不仅仅是他难于安顿睡下，或许你还需要“哭泣控制法”，每隔5~10分钟查看一下他的情况，一直到他睡着。如果夜里他哭着醒来，想要奶嘴，应该采用同样的方法来应对。根据我的经验，以及我所得到的这个年龄宝宝的父母反馈回来的信息，即便是最糟糕的情况也会在两三个夜晚之内就结束。

必须记住很重要的一点，即在控制哭泣的时候，逐渐延长探视他的时间间隔，否则宝宝会形成依赖，他还想要你每隔10分钟就去看他一次，一直到他睡着。通常我认为，第一个晚上，每两次探视的时间间隔为5~10分钟，第二天晚上把这个时间间隔延长到20分钟，之后再以每次10分钟的幅度延长探视的时间间隔，一直到他能够完全睡过去。一旦他在没有奶嘴的情况下很快地被安顿睡下了，在夜里你想要去探视他的时候，你可以隔20分钟左右再去，特别是在他断断续续地哭泣的时候更要这样做。在没有你去探视他的时候，他非常有可能自己就睡着了。

对于一个超过2岁的宝宝而言，如果想要帮助他戒掉奶嘴，就要更加小心仔细地行事。这个年龄的宝宝思维和想象力都迅速发育，如果突然把他的奶嘴拿掉，给他的情感上造成的不适感会比一个比他小的宝宝要大得多。

如果宝宝在白天依然使用奶嘴的话，给他一定的限制，只允许他在自己的房间里使用。逐渐地减少宝宝对于奶嘴的依赖性，这时的你可以更容易地说服他彻底地戒掉。我的表姐说服了他3岁的女儿，把她的所有的奶嘴都送给了医院里的小宝宝，现在他的女儿“连一个奶嘴都没有了”。因为她这样体贴这些小宝宝，所以她被允许得到一个新的玩具。小狮子辛巴成了她的新伙伴，这样她能够在晚上没有奶嘴的时候也能很愉快地睡觉。

另外一个好主意就是，请你的一个好朋友到家里来，让他当着你们的面说，所有商店的奶嘴都已经卖光了。用非常漂亮的包装纸把那个奶嘴包装起来，送给那个小宝宝作为一个礼物，这样友好的姿态，通常能够让一个较大的宝宝认识到他的这种善意的重要性。

在出门度假之前故意忘记把奶嘴带上，这种方法也会起作用。通常来讲，宝宝会因为要去度假而感到非常兴奋，睡觉的时间也常常会变得很晚，因为父母白天不需要工作，这样能够让宝宝在没有奶嘴的情况下度过最初的几天。带着宝宝去海滩，或者由于宝宝没有使用奶嘴的良好表现而奖励给他们一块冰激凌，这些办法都能够让最初的几天顺利度过。

咬指甲

应对这种习惯，应该采用和处理舔手指的习惯一样的办法。不要责骂他们，最好是分散宝宝的注意力。如果一个宝宝咬手指的这种习惯是由于他的焦虑而引起的，那么家长如果对于这种习惯小题大做只会让宝宝感到更加焦虑，从而让他更愿意咬指甲。找出是什么导致了他的这种焦虑并且着手解决问题，通常有助于改掉这个习惯。

对于大多数宝宝而言，咬指甲只不过是一种随着年龄增长迟早会改掉的习惯。有些家长尝试着在宝宝的指甲上涂上一种很苦的溶液，但是我从来没有听到过这种方法有过太好的效果。

曾经我通过使用小红花表格取得了一定的成果。每一次我会鼓励宝宝不去咬一个手指甲，如果每天他没有去咬那个特定的手指甲，他就可以得到1朵小红花。重要的一点就是，不要去提起其他那些他还在咬的指甲。

在那一周结束的时候，根据他在小红花表格上得到小红花的数量，他可以得到一个小礼物。如果做到了，在一周之内都没有去咬那个特定的手指的指甲，你就可以鼓励他不去咬第二个指甲。这种循序渐进的方法虽然会花费一段时间，但是它会给宝宝施加更少的压力。通常，当他不咬的手指甲数量足够多的时候，就可以促使他彻底改掉这个习惯。还有一点非常重要，要定期把那些被咬的手指甲粗糙的边缘用指甲刀修平整，通过这样的方式告诉他没有被咬的手指甲多么好看。

我也发现一点，经常鼓励宝宝用护手霜来按摩双手，也会促使他对自己的双手感到自豪。

磨蹭

对于2~3岁的宝宝，磨磨蹭蹭是一个很常见的现象。这种现象出现的时间，通常也和很多宝宝开始上托儿所的年龄相契合。我经常看到这样的场景，在快要去托儿所的时候，神情紧张的父母费力地给他们的宝宝喂饭洗漱穿衣。父母越是连哄带骗地催促宝宝快一点，宝宝就越是磨磨蹭蹭。为了避免这样的习惯把每天早上变成了火药味儿十足的战场，为早上的作息习惯建立严格的规范就显得非常重要。理想的状况是，这种作息习惯要在宝宝入托以前很早就已经建立。

宝宝醒来必须要做的第一件事就是给他洗漱穿衣。然后立即让他吃早餐。

早餐吃完之后，应该鼓励他把去托儿所需要用的所有东西都准备好。作为一项激励措施，可以告诉他如果他把所有的东西都准备好了，那么他可以有15分钟玩耍的时间，也可以被允许读书或者看一会儿录像。

非常关键的一点就是，你们必须始终如一而且坚定地坚持早上的作息规范，以便让他明白你们希望他早上做些什么。这个过程其实就是一个宝宝学着对他自己负责的全部内容。在这里，小红花表格同样可以极大地强化他的良好行为。

整洁

让宝宝在很早的时候就养成收拾整理东西的习惯，能够避免在以后日子里的很多冲突。在宝宝一学会走路的时候，就应该鼓励他们整理自己的玩具和衣服。此外他们也应该学会，在玩另外一套玩具之前，应该把原来的玩具收拾起来。如果玩具分门别类存放，并且放在带着安全盖子的盒子当中，那么这一点就很容易实施。这样的存放方式也能上宝宝懂得如何去定义大小形状和颜色。比如，小汽车是放在长长的红盒子当中的，而拼图则是放在长长的绿色的盒子里面的，蜡笔是放在小小的黄色圆盒子当中的。尽管一个大大的玩具箱子看起来很吸引人，但是我建议尽量避免使用那种东西，因为它对鼓励宝宝养成收拾整理的习惯毫无帮助。

摇晃脑袋和用脑袋撞东西

在6~12个月之间，很多宝宝会养成一种习惯，四肢着地前后晃着脑袋。另一些宝宝会躺着，左右摇晃着脑袋。这种现象经常发生在他们很疲惫的时候或者是快要睡觉的时候。偶尔，小宝宝也许会用他的脑袋持续地撞着婴儿床的侧板，一直撞到睡着。这种有节律的行为会让父母非常苦恼，因为这些现象的发生通常与宝宝情绪上的困扰有关。

如果宝宝只是在疲惫或者要睡觉的时候才有这样的行为，就没有什么值得担心的。他只是在用这些有节律的动作来寻求一种慰藉。然而，如果在宝宝醒着的时候，一面表现得不开心和烦躁不安，一面又表现出这种行为，那么可取的做法就是咨询你的医生或者卫生巡访员，以获得相关建议。

挖鼻孔

我所读过的很多关于儿童护理的书中，都认为宝宝抠鼻子是出于烦躁的心理,或者是处于一种有压力的状态之下。或许这种解释对于一些宝宝是合理的，但是我认为，这种行为的主要原因还是在于大多数宝宝在三四岁之前不能自己擤鼻涕，所以宝宝就无可避免地会用他所能够做到的唯一的方法来清理鼻子里令人作呕的粘液，抠鼻子。

一旦宝宝满两三岁之后，你就可以教他擤鼻涕，给他示范，堵住一个鼻孔，同时用另一个鼻孔往外吹气。

正如其他令人厌恶的习惯一样，挖鼻孔会随着时间的推移而慢慢消失。因为宝宝挖鼻孔就横加指责是没有意义的，但是你有必要提醒他，像这样的行为应该在私下里进行。

口吃

口吃是在2~3岁之间很常见的一种现象。也正是在这个时期之内宝宝的词汇量迅速增加，达到两百或者更多。因此，很多宝宝在咬一些字时无法清楚发音，这不是什么值得大惊小怪的事情。不要纠结于宝宝的发音，一遍遍地重复正确的发音给他听。以我的经验看来，宝宝如果精神焦虑或者紧张，更可能结巴或者口吃。到了四五岁的时候大多数宝宝都会改掉结巴的习惯，但是如果你对宝宝的说话能力非常关切,那么你可以与医生或者卫生随访员探讨这个问题,征求一下他们的意见。

牢骚

所有宝宝都经历过一个爱发牢骚的阶段。我曾经发现，那些像婴儿一样急躁挑剔的宝宝，从来不会自娱自乐。这些宝宝也就更容易出现发牢骚的习惯。如果你认为宝宝发牢骚的毛病已经变成一个很严重的问题，建议是宁可早一点处理而不是把它拖到以后再处理。一个总是抱怨和调皮的宝宝很快就会变成不受欢迎的宝宝。应对一个爱发牢骚的宝宝最有效的方法是，让他坐着，以一种非常严肃的方式告诉他发牢骚的时候，你听不懂他在说什么。告诉他如果他想让你听懂的话就要好好说话。

从那以后，只要他一发牢骚你就非常简单而坚定地告诉他，我听不见你在说什么，然后走开。只要他不好好说话，无论他在说什么，你都不要和他进入谈话状态，这是非常必要的做法。他发牢骚的主要原因是想要引起你的注意。一旦他发现你根本不会理睬，那么他很快就会停止牢骚。

私处

宝宝开始探索和玩弄他们的私处的时候,家长会变得非常关切。一个宝宝，发现他小鸡鸡的方式，就和发现他的嘴巴，手脚等身体部位的方式是一样的很多宝宝会从摩擦生殖器得到一些快感。当他们趴着睡觉的时候，这种行为会更加显而易见。

我曾经观察到一些只有六个星期大的宝宝，使劲地在垫子上面有节奏地摇着蹭着小鸡鸡。这种行为给宝宝带来的愉悦只是一种自我慰藉而与性无关。所以如果宝宝有这种完全正常无意识的行为，最好不予理会就可以了。

一个丢掉尿布的宝宝对他的私处表现出浓厚的兴趣并且变得越来越明显。如果宝宝养成一种玩弄他的小鸡鸡的习惯，不要去责备他，或者让他对自己的身体感到恐惧，这一点非常重要。相反，可取的建议是，告诉他有些事情最好在私下里来做。

刷牙

宝宝开始长几颗牙以后，你就可以更容易地用特制的薄纱布来清理他的牙齿，这种薄纱布现在都可以买得到。这种薄纱布让你能够轻轻地擦他的牙齿和他的牙龈，把牙齿上的一些斑点擦掉，保证他的口腔没有细菌。

一旦他长出几颗牙齿以后，你就可以用一把小小的牙刷来给他刷牙。选择一把软毛的，手柄上带有防滑花纹的牙刷，这样便于宝宝把牙刷抓牢。在一开始的时候很多宝宝更喜欢嚼牙刷而不是用它来刷牙。宝宝到了六七岁的时候，他们开始能够正确地刷牙，在那之前还是需要你的协助。

尽量让刷牙的过程变得有趣。可以玩一个叫“轮到妈妈轮到你”的游戏。对未满3岁的宝宝而言，最好在他们洗完澡之前就给他们刷牙，这样可以避免把泡沫吐得到处都是。如果你的宝宝在洗完澡之后还要喝牛奶，最好在他上床睡觉之前再迅速地给他清理一下牙齿。通常我在给宝宝刷牙的时候，挤一点牙膏，用一把沾水的牙刷，再用一块纸巾来给他擦嘴巴。

下面的指导原则将保证你能够为宝宝确立一个正确的保护牙齿的习惯：

- 选用的牙膏的含氟量要适当，并且不能含糖，这一点很重要。含氟量过高的牙膏会给宝宝的牙齿留下永久的白斑。刷牙的时候，像豆粒那么大一点牙膏就足够了。

- 要确保宝宝每天能够刷两次牙。这样能够确保他们的牙齿受到氟的保护，在刷牙之后，氟可以在口腔中停留5小时。

- 在刷牙之后，要确保把牙刷洗干净，竖起来晾干。应该每两个月就更换一次牙刷。

- 给宝宝喝鲜果汁应该在他吃饭的时候让他喝，而不是在两顿饭之间给他喝。酸性的果汁能够损害宝宝牙齿柔软的表面，所以要尽量选择非酸性的果汁。在宝宝满一岁的时候，所有的饮料都应该盛在一个水杯或者广口杯里面给他喝。

- 那些在睡觉之前依然需要喝一杯牛奶的宝宝，更可能有龋齿，这会对那些还没有长成的牙齿造成永久性的损害。

- 在宝宝满18个月之前，就要让他习惯于去看牙医。在越早的年龄去看牙医，就越不会感到害怕。尽量选择一间擅长于儿童牙科的诊所。

- 一旦宝宝到了开始磨磨蹭蹭阶段的时候，你就有必要买一个刷牙计时器套装。这里面包含一个儿童牙刷，一个造型新颖的架子，上面有一个计时器。如果宝宝能够在计时器设定的时间内刷完牙的话，那么就奖励他一朵小红花，这对宝宝来讲是一个很大的激励。

清洁手和指甲

一旦宝宝开始吃流质食物的时候，就应该让他养成在饭前饭后洗手的习惯。当他开始走路的时候，可以教他如何在水槽里面洗手。到了2岁半的时候大多数宝宝都能够自己洗手了，但是还需要家长在旁边陪护，教他们正确地放水和擦干手。但是在自己拧开水龙头的时候，不要把他单独留在那里洗手。

为了鼓励宝宝养成洗手的好习惯，可以在一个塑料容器当中放着造型新颖的香皂，指甲刷和动物造型的海绵。大多数宝宝会发现在这种造型新颖的海绵和指甲刷上面打香皂，并且用它们来洗手变得更有趣。对宝宝来说用一块面巾擦手要比用一块毛巾容易得多。给宝宝选择一块印有他喜爱的卡通形象的面巾，把它挂在一个小钩子上，小钩子要安装在宝宝容易够着的地方。

应该让宝宝在饭前饭后和上完厕所之后都洗手。同时，外出回来，在外面玩耍以后，以及接触过宠物之后都应该洗手。宝宝的手指甲要经常清理和修剪，不要留得太长。这一点对于非常小的小宝宝很容易做到，因为你可以在他睡觉的时候给他剪指甲。但是对大点的宝宝就比较困难了，因为大部分宝宝都不愿剪指甲。但是我通常发现，如果在给他们剪指甲的时候允许他们看录像，他们就不太可能抗拒。恐怕在这个时期我通常需要使用一点小贿赂了。

洗头发

我所知道的很多宝宝都不愿意洗头发，给他们洗头发整个过程当中他们都会大喊大叫。有一种特制的香波防护罩，可以戴在宝宝的头上，用来防止水进入宝宝的眼睛，但是大多数买了这种防护罩的家长都告诉我，这种方法对于防止宝宝又哭又叫几乎没有任何作用。所以，给宝宝洗澡是最好的时间，不用去理会她的尖叫，尽快地给他洗头。这个过程结束得越早，宝宝的尖叫就会越快停下来。

Q 我3岁的女儿过去非常愿意去理发师那里理发。可是现在，只要她一坐在理发店那把椅子上面就会尖叫起来。理发师非常有耐心，但是过去只须要15分钟就能理完的发，现在却需要用30~40分钟。弄得我每次带女儿去理发都越来越感到不好意思，越来越感到有压力。

A 很多宝宝对理发师都有一种恐惧心理，我经常建议父母，如果宝宝非常害怕，就不要强迫他去把头发剪掉。如果对你自己给女儿理发没有自信，有很多理发师可以提供上门服务。

因为你的女儿还没有到需要设计发型的阶段，所以我建议你找一位能够上门提供服务的理发师。那样的话就可以让你女儿坐在你的膝盖上一边看着他最喜欢的动画片，一边理发。还一个好主意，就是让你的两三个好朋友带着他们的宝宝一起到家里来举办一个理发派对。

可以给你的女儿买套理发工具玩具套装，来和她玩理发师的游戏。我的妈妈过去经常让我给她梳理头发，并且对我梳理的花样大加赞赏。她一个劲儿地夸奖我的头发洗完了，吹干以后看起来是多么漂亮，所以在很小的年龄就喜欢去理发师那里理发。

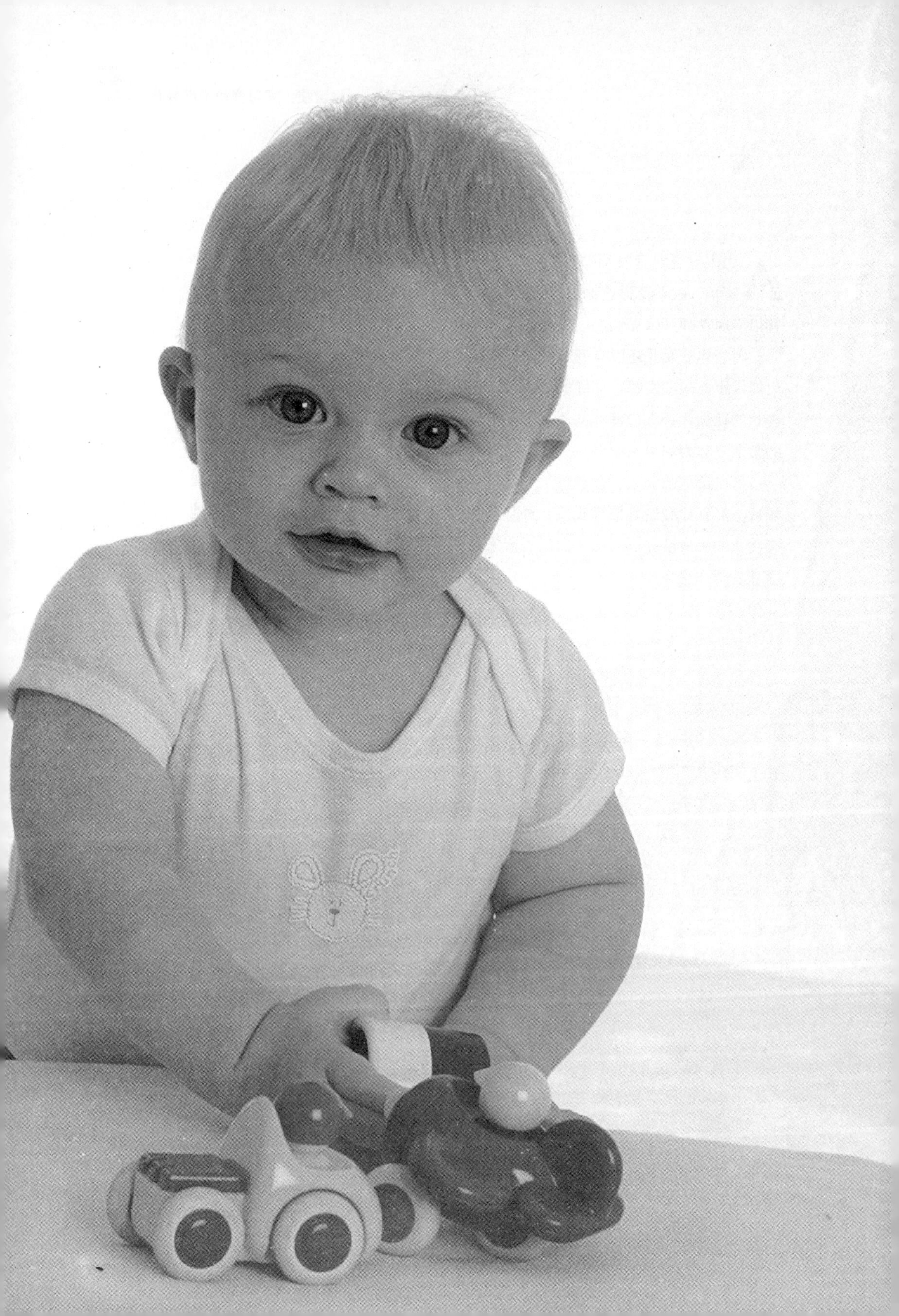

Play safely

第8章 安全玩耍

大多数宝宝在他们未满1周岁的时候就已经开始蹒跚学步。这些步子意味着一个宝宝开始进入学步年华。一旦开始学走路，他对周围世界的感知在急剧变化，好奇心也在迅速地增强，只因为现在他能够站着看待周围的事物。身体上这种最新获得的灵活性是宝宝发育过程当中一个重要的阶段，这让他能够独立地去探索周围的事物，并且让他拥有了学习其他技能的能力。

在这样一个生长发育阶段，给宝宝创造一个安全快乐和轻松的环境，让宝宝在这个环境中满怀自信地学习这些技能，这是非常关键的。如果宝宝总是听到不，或者总是被提醒要小心或者不要碰，宝宝很快会变得非常沮丧。以我的经验看来，如果家长能够给宝宝创造一个自由和安全生长的家庭环境，就可以避免和宝宝发生冲突，避免宝宝哭泣，也可以避免他们发脾气。

通常，我能够很快说出，在我所护理的宝宝当中，哪一个开始走路之后会经历更多困难。我必须坦率地承认，我的预言并非是基于每一个宝宝的性格特点，但是我的预言最后总是被证明是准确的。我的分析通常基于宝宝父母的性格，以及我在他们所打造家庭环境中生活的经历。

我并不是建议把家里变成一个缩小版的迪斯尼乐园，但是家里环境对宝宝来说一定要是安全的，把所有危险的东西都搬走，不让宝宝够得着。在家里应该至少有一个这样的房间，宝宝在那可以快乐而自由地玩耍和探索，而没有伤到自己的危险。很重要的一点就是，宝宝天生的好奇心不会受到阻碍。不要总是去责备宝宝，让他注意妈妈那珍贵陶瓷花盆的支架，或者不要在白色的油漆表面留下很脏的手指印。

家中设施的安全化处理

毫无疑问，在宝宝才会爬的时候，可能已经对你的房子进行了一定程度的安全改装，但是当他开始学走路的时候，他的身心都会变得更加独立，他探索事物的欲望也会迅速增强。宝宝天生就有好奇心，这是他们了解周围世界的方式，每一天都会给他们带来全新的体验和挑战。

第一年里，父母都把宝宝放在婴儿的摇篮中，或者放在婴儿床上，或者用婴儿皮带把他固定在特制的座椅上面，或者把他放在秋千上荡一会儿，因为父母知道这样是安全的而且不会对宝宝造成任何伤害。但是到了第二年，情况就大不一样了。一旦他学会走路，很快就会学会如何从围栏里爬出来，或者从婴儿床上溜下来，或者如何解开童车或者椅子上面的皮带。第一年里对宝宝很安全的房间，在第二年或许就变成了一个雷区。可取的建议是，切实地评估一下你的房子的安全性，查看一下家里的那些必要的小物件是否足够安全。即便那样，也不要忘记，造成1~4岁儿童死亡的最常见的原因就是意外事故。每周都会发生3起由于意外事故引起的家庭儿童致命伤害，以及数千起儿童重伤事件。因此，时常监管宝宝变得十分关键。

危险区域

那些宝宝停留的时间最长的地方，正是大多数意外事件可能发生的地方。这些地方就是，厨房和客厅。在所有这些房间的门上要安装上关门保护器，以防止宝宝夹到手指，如果有玻璃门的话，就要装上安全防护膜。电暖器应该保持一个较低的温度，这样的话即便宝宝去摸也不会烫到自己。所有的窗户都要安装上安全锁，一是窗户微微地开着，但还不至于让宝宝挤出去。检查一下家具的尖锐的棱角，如果必要的话用安全膜包裹起来。椅子的位置要能避免宝宝借助其爬上危险地方。所有的插座都应该安装上安全盖，所有的电线和插头都要放在宝宝够不到的地方。那些放在小桌子上面，用桌布盖着的台灯尤其是一种安全隐患，因为一个刚学走路的小宝宝，在他站不稳的时候，他会想要去抓住桌布来保持身体平衡。所有很低的柜子抽屉以及冰箱等都要安装上儿童安全挂钩。要确保洗碗机，洗衣机，甩干机等在没有使用的时候总闸都是关上的，并且要保证在任何时候它们的门都是关上的。

香水、须后水、药品、化学物质、家用清洁剂以及电池在平时都要锁起来或者放在宝宝够不着的地方。钮扣、珠子、塑料袋、硬币、圆珠笔、铅笔、图钉、曲别针以及其他小物件都是潜在的危险，它们可能被宝宝吞下去。所以要确保这些东西被安全存放，或者放在宝宝够不着的地方。为了不妨碍小孩天生的好奇心和探索的欲望，还有一个好主意，你可以在厨房和客厅那些他能够得着的抽屉或者柜子里，轮换着存放一些不同的小东西，那样宝宝可以随时拿它玩耍。

走廊

楼梯是另一个潜在的危险所在，大多数意外都发生在楼梯上。在楼梯的上下顶端都安装一扇儿童安全门。在上下楼梯的时候，要经常查看以确保没有东西掉在楼梯上。绝对不要一只手抱着宝宝，另一只手拿着其他东西上楼。宝宝总是喜欢扭动，而且他的行为也常常不可捉摸，所以你必须要用另一只手扶着栏杆支撑你身体的平衡。

一旦宝宝能够自己爬楼梯的时候，你就要教会他如何安全下楼。或者用屁股一个台阶一个台阶挪下来，或者爬着下来。绝对不要在没人看管的情况下，让他自己上下楼。你要教会他，在爬楼梯的时候不要向后转或者回头看，以避免失去平衡。不要把球和玩具，儿童三轮车和滑板放得走廊到处都是，诸如雨伞、手杖、高尔夫球棒等物件也要放在宝宝够不着的地方。

浴室

绝对不要把宝宝一个人放在浴室里，哪怕只是几秒钟的时间都不可以。如果忘了带毛巾，你最好把宝宝就这样抱出去，他可能会扭动，也可能会尖叫，但是这总要比冒着发生一起严重意外的风险要好得多。

现在已经知道，曾经有宝宝淹死在最浅的洗澡水里面，甚至在被放在特制的沐浴椅上面的时候也会发生这样的意外。在浴室的地上放一块防滑垫也是很重要的，同时，也要有安全罩把水龙头罩起来。即便这些都做到了，也不要让宝宝在洗澡的时候站起来，或者乱蹦乱跳。

在马桶垫圈的盖子上面安装一把儿童安全锁，以防止宝宝试图去揭开盖子并且夹到手指头。把浴室里的所有的药品和清洁剂都拿走，以确保泡沫剂，沐浴露和滑石粉都放在宝宝够不到的地方或者放在安全的橱柜里。

婴儿房

一旦宝宝从婴儿床换到一张大床上睡，这个时候特别重要的一点就是，要确保他的房间是一个很安全的地方，因为大多数时间他是需要自己一个人待在这个房间里面的。

可取的建议是，至少到3岁以前，可以用一个儿童监听器随时看管着宝宝。即便家里的窗户都上了锁，还是要把婴儿床或者大床放在远离窗户的地方。同时也要离电暖器远一点。我曾经在书上读到这样的事情，一个宝宝从床上掉下来夹在了床和电暖器之间，最终造成死亡。

要考察一下卧室里面的家具和被褥的防火性，要保证卧室里面没有拖着的电线或者台灯。带抽屉的箱子和书架也是存在潜在危险的，当宝宝试着去爬上它们的时候，它们可能会向前倒下把宝宝压着。这些特殊家具应该安装在靠墙的位置，并且抽屉或者橱柜要安装上安全锁，以防止宝宝攀爬。

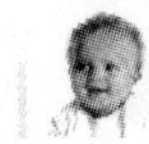

高椅子

宝宝坐在较高椅子上面的时候，要用安全背带把他固定在椅子上。另外，再由另一套安全皮带给他加上双重安全保险。当宝宝不在椅子上面时，要确保安全背带不是晃来晃去的。虽然看起来不太可能，但是很多悲剧就在这种情况下发生。绝对不要把宝宝一个人留在高高的椅子上面，特别是在吃饭的时候。我认识的一个母亲，仅仅离开了几分钟，等回来的时候，就看见宝宝被安全背带挂在椅子的一边上，大口地喘着粗气，满嘴的食物几乎让他窒息。

当时的情况大概是这样的，宝宝把汤匙掉到了地上，他想弯下腰去捡起来，同时他的嘴里塞满了食物。在给宝宝吃某些食物的时候也应该小心。比如葡萄、小西红柿、糖果、小片的干果等，如果整个给宝宝吃的话，都会造成潜在的危险。宝宝经常会把嘴里塞得满满的，没有咀嚼就想要吞咽下去。所以，要教会宝宝在吃这些东西的时候每次只取一点点，嚼烂以后再咽下去，这是需要注意的。

这就是为什么我强调你必须要和宝宝一起吃饭的重要原因，上述这些规矩是可以通过角色扮演游戏学会的。最后，在吃饭的时候，绝对不要允许宝宝到处走动或者到处跑。如果他在拿着一个广口杯喝水或者在吃东西的时候突然跌倒，那就会造成很严重的后果。

做饭和清洁

如果必须使用炉子靠前的位置来做饭，必须确保平底锅的把手不是向外的，或者不靠近炉子边缘。如果烤箱放得很低，要确保在做完饭烤箱冷却下来以前，不让宝宝靠近它。在你把餐具放进洗碗机的时候，要确保所有的餐具和尖锐物品都是头向下放的，并且洗碗机的门要总是关得牢牢的。当不需要使用这些东西的时候，就把它放在一个宝宝拿不到的地方。

不要把水桶，碗或者其他容器留在周围，立刻把它们倒空。即使最浅的水也能让一个小孩溺水。当宝宝在周围的时候尽量不要熨衣服，你在熨衣服的时候，要保证把熨斗好好放起来，一直到冷却下来。

玩具和游戏设施

要根据宝宝的年龄，给他选择合适的玩具和游戏设施，选择他能够玩的并且能够控制安全的玩具。买些质量好的，符合英国标准的著名品牌玩具。仔细检查玩具的配件，以确保他们不含有对宝宝有危险的小部件。断掉的坚硬的玩具，就像烂掉的绒毛玩具一样，对宝宝来说都有一定的危险性。要经常检查宝宝玩具和游戏设施，那些已经不安全的要及时修理或者丢掉。

玩具最好放在柜子里，或者放在有盖子的玩具盒里，而不要放在容易打开的玩具箱或者玩具篮当中,这样可以防止宝宝拿出大量的玩具来扔得满屋都是。应该鼓励宝宝每一次只玩一个或者两个玩具，并且要教会宝宝在拿出更多玩具的时候先把原来的玩具收拾起来。这样可以防止宝宝或者其他人摔倒伤到自己。当宝宝和比他小一点的宝宝或者比他大的宝宝玩耍的时候，尤其要保持警惕，你应该一直陪在他们的旁边。

一个适合3岁宝宝的玩具对于一个还不够大的小宝宝而言就是一种潜在的危险。要对宝宝强调室内游戏和室外游戏的区别，不要让他在屋里把球扔来扔去，也不要让他来回跑着去捡像蜡笔铅笔和画笔之类的东西。

防火

家庭火灾是造成儿童意外死亡的一个主要隐患。在楼上楼下都安装一个符合安全标准的烟感报警器，同时也要经常检查它的电池。此外，买一块消防毯和一个小灭火器放在厨房里。保证所有的照明设施都安装了适当瓦数的灯泡。带有灯罩的顶灯和台灯是一种潜在的危险。在上床睡觉的时候，要检查楼下所有的门和家里所有的插座。

电线和绳索

电热水壶、电熨斗、电话等所带的电线，窗帘以及婴儿床挂饰上面的绳子、带子都是潜在的危险所在。花哨的穗子和窗帘绳都可能是一种危险。我不愿意重复我所听到的实实在在的悲剧，但是请你一定要明白，很多事故已经发生了，最好是把那些能够对宝宝造成伤害的物件搬走，或者把它们进行一下安全化改造。当宝宝睡觉之后，要把婴儿床上面的挂饰都挪走，一旦他开始能够到处乱动的时候，就停止使用这种东西。

加热器

中央电暖器应该调节到一个即便宝宝碰到也不会被烫伤的温度。有必要购买一个温度调节装置，那样的话，每一个屋子的温度可以被控制在适合宝宝的程度。家里使用电煤气和烧煤的热源都应该安装上一道儿童防护网，这道儿童防护网应该牢固安装在墙壁上。

要选用带有英国电工认证局标志的独立电暖器，一般要在这种电暖器上面安装一个温度调节装置，这样当温度超过设定值的时候它就会自动切断电源。这种电暖器要与家具保持一定的距离，特别是要与软体家具和柔软的室内装饰品拉开距离，绝对不要用它来烤干或者晾干衣服。其实理想的状况应该是，这种电暖器不应该在宝宝房间里使用，如果必须要使用的话，当宝宝自己在房间里的时候，要把电暖器关掉，并且把插头拔掉。要记住一点，在拔开任何电源插头的时候，都要给插座加装上安全盖，而且还要保证在不使用这个电器的时候，安全盖子处于很安全的位置。

照明

避免在宝宝的卧室里面使用台灯,因为台灯的电线是另一个安全隐患所在。给天花板的顶灯安装一个亮度调节开关，就可以随时调节亮度。如果宝宝需要使用一个小夜灯的话,那么就在他的房间里安装一个他拔不到的带插头小夜灯。还有一种选择，可以买一个带有小夜灯的儿童监视器。要确保把监视器安装在宝宝够不着的地方，把电线甩在柜子或者其他大件家具的后面。

花园

花园是一个很棒的地方，宝宝可以在里面玩耍，呼吸新鲜空气，消耗掉他多余的精力。不论有多么小，花园都可以成为一个有趣的地方，让宝宝可以探索室外生活和大自然。但是同时要保证，花园的篱笆和所有的门都是安全的，并且篱笆上面应该没有空隙可以让宝宝能钻出来。花园里的池塘是最大的危险之一，应该把它盖起来或者用栅栏围起来，或者在宝宝年龄更大一些之前，把池塘里的水放干。花园里面存放化学品的窝棚和仓库，DIY工具和设备应该锁起来，钥匙要保存在比较安全的地方。

如果养宠物的话，很重要的一点就是，不要让它们弄脏了花园里宝宝玩耍的地方。同时，也要留意邻居家的猫，确保它们不会弄脏你的花园。此外，不要让宝宝接触任何有毒的植物和花卉。像秋千、滑梯和攀爬架之类的设施应该牢固地安装在地上，并且地面上要铺设安全垫，以防止宝宝在摔倒时受伤。沙坑在不用的时候也要用东西盖上，并且要定期检查，确保里面没有脏东西和碎石瓦砾之类的东西。

乘车安全

坐车出行的时候，要正确地给宝宝系上安全带。无论路程多么短，都不要让人抱着宝宝坐车。在购买车座的时候一定要挑选与你的汽车能够搭配的。购买了车座之后，一定要仔细地阅读安装说明和用户手册。如果不能确保是否正确安装了车座，你可以从受过专业训练的店员那里咨询意见，并且让他给你亲身示范。

根据国家公路交通安全管理局的数据，现在有多达50%~80%的汽车座位都没有安装正确。每年9000起交通事故中很多涉及儿童的事故就与这一点有着很大的关系。现在有两种儿童专用的朝后的座位。第一种是专为10千克以内的宝宝设计的，大概就是出生6~9个月大的宝宝。第二种总体上是为13千克以内的宝宝设计的，大概是出生12~15个月大的宝宝。

与朝前的座位相比，朝后的座位能给宝宝的头部，颈部，以及脊柱更大的保护。所以，在尽可能的情况下，最好让宝宝坐在朝后的座位上。只有在他的体重超过了儿童座椅所能承受的最大值时，或者他的头部已经超过儿童座椅的上端的时候，才可以让他坐到朝前的座位上来。

朝前的儿童座椅通常是为9~18千克的儿童设计的，大概是针对9个月~4岁的宝宝。只有在宝宝的体重超过儿童座椅所能承受的最大值时，或者他的头部已经高于儿童座椅的顶端的时候，才可以把他换到儿童坐垫上。

儿童坐垫总体上是为15~25千克的宝宝设计，大概是针对出生4~6岁的宝宝。有一些儿童坐垫把靠背打开之后，还可以成为一个增高坐垫。

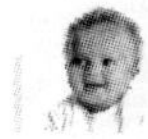

增高坐垫通常是为22~36千克的宝宝设计，大体上是针对6~11岁的宝宝。儿童坐垫和增高坐垫都没有装配可以固定住宝宝的安全背带。有的只是成人用的安全带，所以适当地调整一下安全带，让它适应宝宝的需要，这就显得很重要了。安全带要系得尽可能紧一些，腰部安全带要系在宝宝骨盆的位置而不是宝宝的腹部；肩部安全带要斜跨肩膀的位置，而不是从颈部斜跨过去。

儿童座椅在你的车里面放置的位置也是很关键的。所有宝宝都应该骑在后座上。对于宝宝而言，后座中间是最安全的位置。要注意到很重要的一点，那就是一个本应该坐在朝后的儿童座位上的婴儿，绝对不要坐在有安全气囊的汽车的前排位置。安全气囊可不是针对朝后的婴儿座椅设计的。如果让宝宝坐在前排的话，那么一次意外碰撞的后果将会是致命的。如果你的汽车没有后排座位，还有安全气囊，那么必须把你的车带到修理工那里，让他给你安装一个可以控制安全气囊开启或者关闭的开关。

要定期检查车里的儿童座椅，以确保上面的安全带和坐垫都处于良好状态。正确安装和保养车座可以挽救宝宝的性命。同时，也必须确保遵循那些针对于宝宝的年龄和体重安装和使用说明（婴儿和小宝宝应该坐在朝后的座椅上，而大一点的宝宝可以坐在朝前的位置上）。此外，除非有大人坐在后排陪护，否则在坐车的过程当中不要让宝宝吃东西或者喝东西。

如果宝宝哭着喊着要喝饮料或者要吃零食的话，你可以把车停一小会儿，这样也比冒着让食物或者饮料导致宝宝窒息的风险要好得多。

特许医师协会的建议也值得注意，不要把宝宝留在车座上过久，这样会阻碍宝宝的肌肉发育。

紧急状况

如果还未曾遇到过紧急情况，可以去参加一门紧急救护课程，以便于在意外事故发生时，你能够处理。在楼上楼下的电话机里分别记录下一些应急的电话号码，并且要保证照看宝宝的人知道那些电话号码以及急救箱的存放位置。绝对不要把宝宝丢给一个不懂得最基本的急救知识的人看护。

Final note

后记

我希望这一本书当中所给出的原则和建议能够对你有所帮助，能够帮助你解决很多宝宝在第二年和第三年当中常见的问题。在我的第一本书《育儿圣经》当中，强调了合理安排宝宝的进食和睡觉习惯的重要性。因为很多家长在育儿过程中遇到的问题都是与进食或者睡眠相关的，甚至与两者都相关联。

我收到的数以千计的电话和信件都可以佐证本书中的案例。这让我更加坚信我的观点，那就是相对于饮食起居状况良好的宝宝而言，那些过度疲劳或者营养状况不良的宝宝更容易产生与行为或者睡眠相关的问题，比如大发脾气，做噩梦，以及嫉妒情绪。

在蹒跚学步时期，继续让宝宝遵循有规律的进食和睡眠习惯是至关重要的。当一种作息习惯与家长的关爱、鼓励和支持结合在一起的时候，就能让宝宝以最好的状态去迎接他最初的三年里所遇见的诸多挑战。也会让你满怀喜悦地见证他从一个安心宝贝变成一个自信小孩的过程。

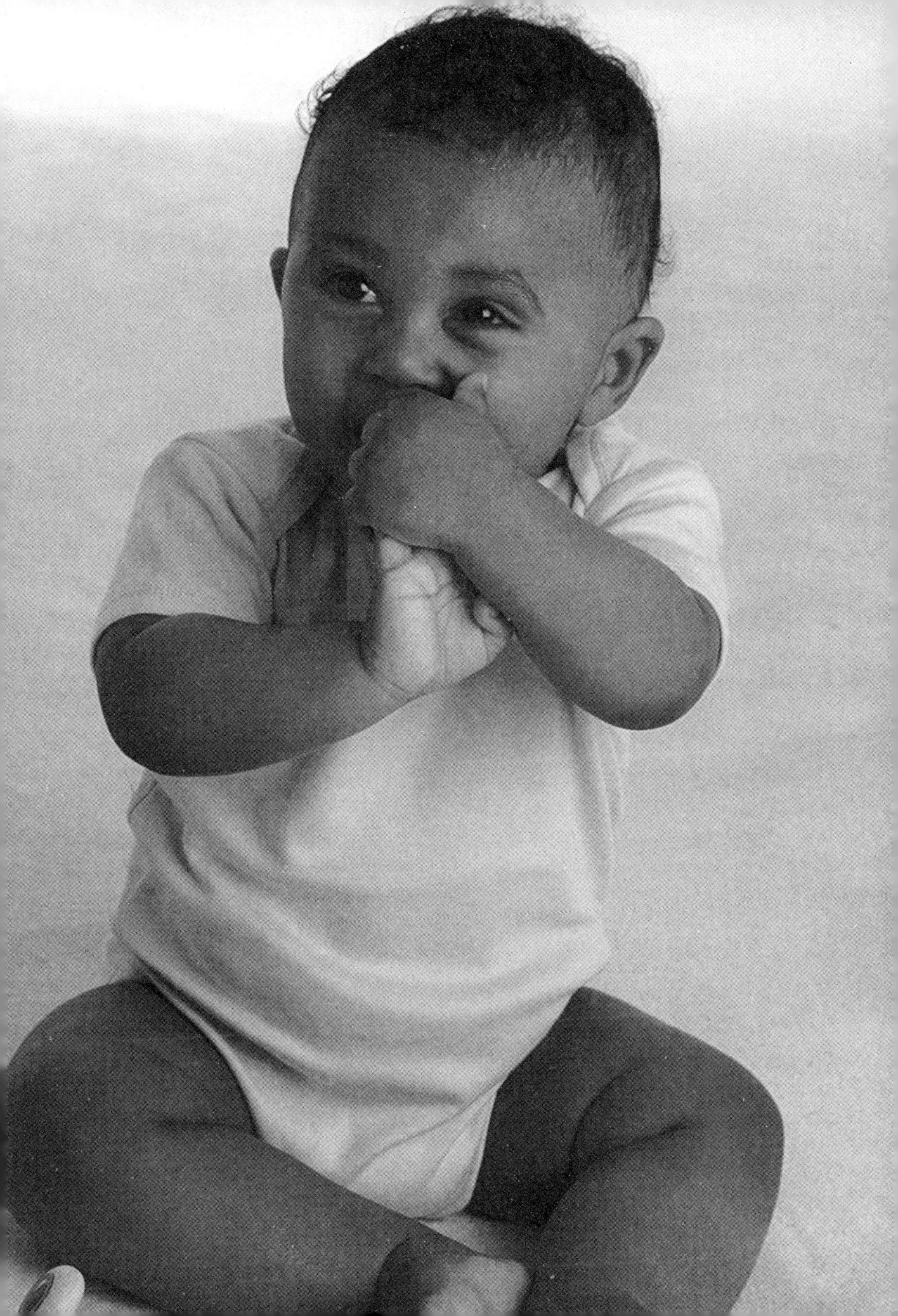

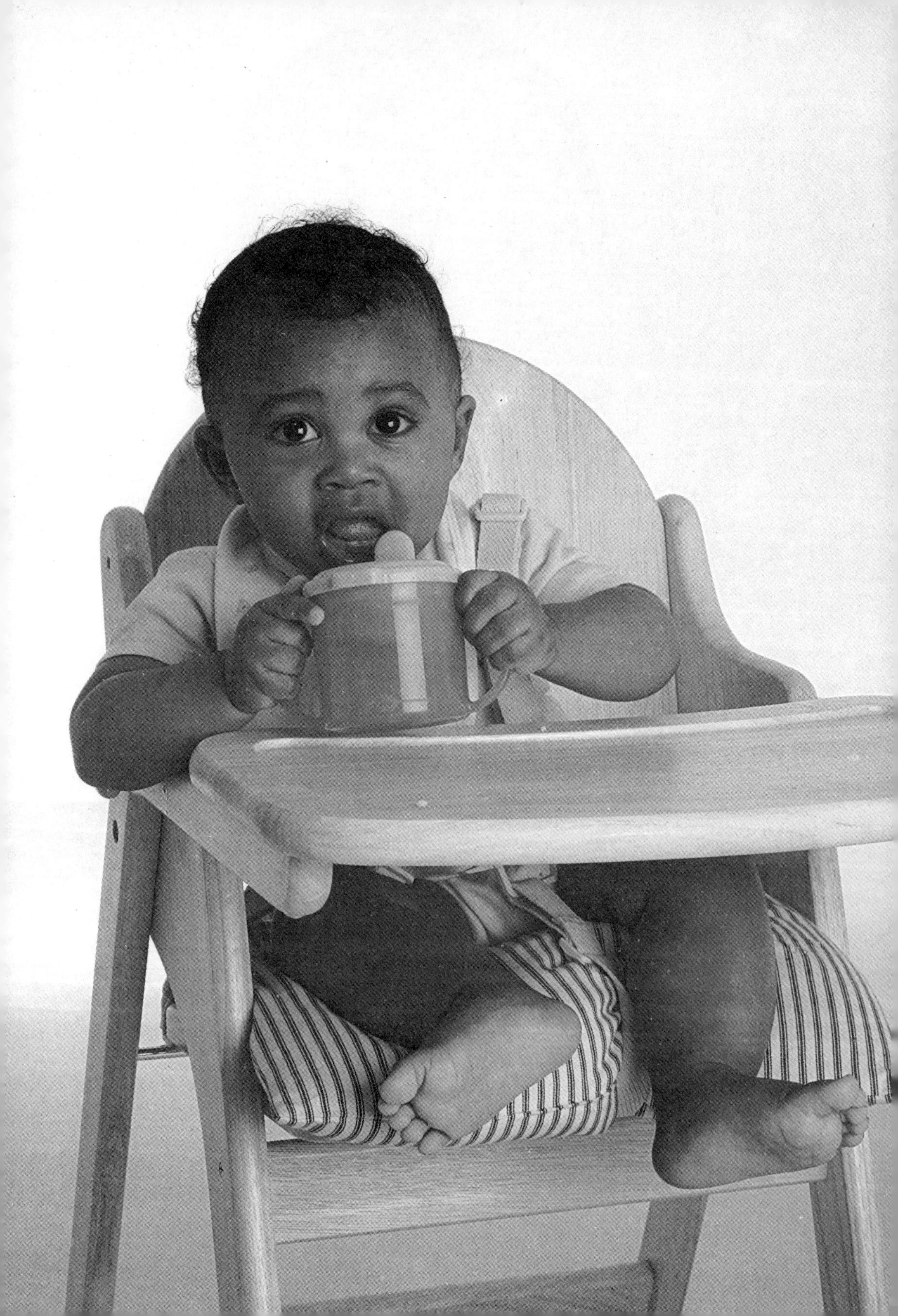